李少波
真气运行针灸推拿实践
（第2版）

李少波　口述

李天晓　贾海忠　谈升　焦世袭　整理

全国百佳图书出版单位

中国中医药出版社

·北京·

图书在版编目（CIP）数据

李少波真气运行针灸推拿实践 / 李少波口述；李天晓等
整理 . —2 版 . —北京：中国中医药出版社，
2021.9
ISBN 978-7-5132-7053-3

Ⅰ . ①李… Ⅱ . ①李… ②李… Ⅲ . ①养生（中医）—
基本知识 ②推拿—基本知识 Ⅳ . ① R24

中国版本图书馆 CIP 数据核字（2021）第 131109 号

中国中医药出版社出版

北京经济技术开发区科创十三街 31 号院二区 8 号楼
邮政编码　100176
传真　010-64405721
廊坊市祥丰印刷有限公司印刷
各地新华书店经销

开本 710×1000　1/16　印张 11.5　彩插 0.5　字数 167 千字
2021 年 9 月第 2 版　2021 年 9 月第 1 次印刷
书号　ISBN 978 - 7 - 5132 - 7053 - 3

定价　48.00 元
网址　www.cptcm.com

服 务 热 线　010-64405720
购 书 热 线　010-89535836
维 权 打 假　010-64405753

微信服务号　zgzyycbs
微商城网址　https://kdt.im/LIdUGr
官 方 微 博　http://e.weibo.com/cptcm
天猫旗舰店网址　https://zgzyycbs.tmall.com

如有印装质量问题请与本社出版部联系（010-64405510）

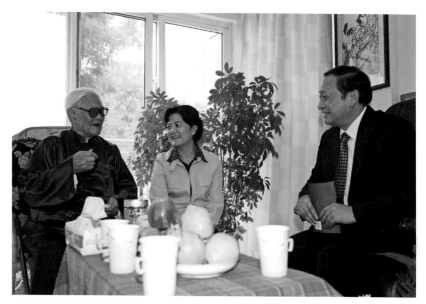

2008 年 9 月时任卫生部副部长、国家中医药管理局局长王国强（右一）
探望李少波老师（左一）

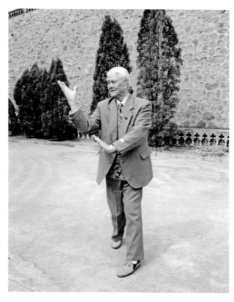

李少波老师在晨练

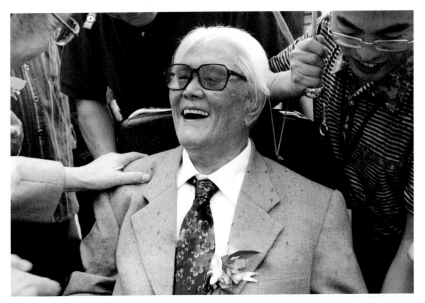

李少波老师 100 岁　喜形于色　笑容可掬

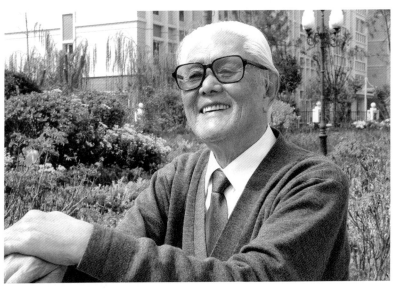

李少波 100 岁（农历 2 月 22 生日）

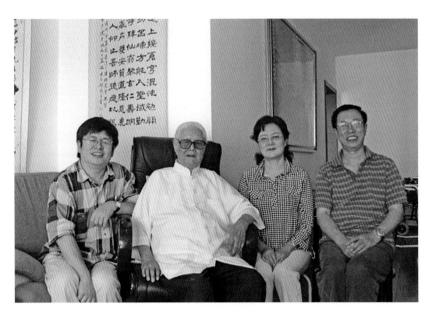

2010 年 8 月李少波（左二）与弟子李天晓（左三）、
迟宝平（左四）、贾海忠（左一）合影

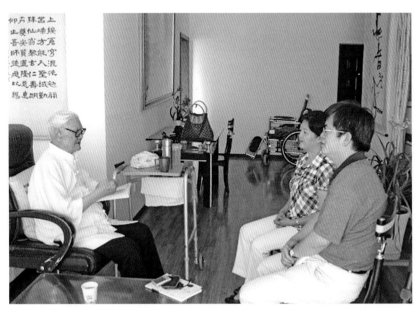

2010 年 8 月李少波老师（左一）给弟子李天晓（右二）、贾海忠（右一）
传授真气运行学术

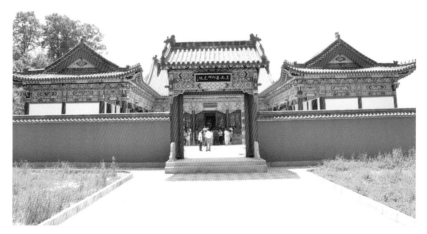

2011 年 8 月落成在崆峒山巅的真气运行研究院

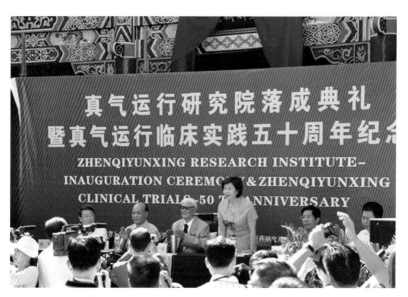

2011 年 8 月 8 日李少波老师（左三）参加真气运行研究院落成典礼

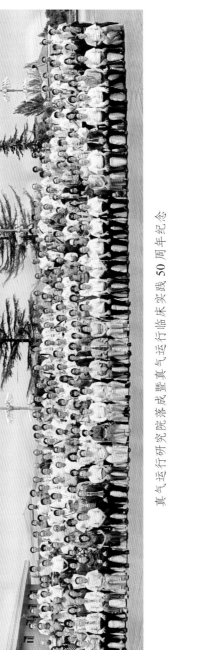

真气运行研究院落成暨真气运行临床实践 50 周年纪念

李少波教授简介

李少波，著名中医学家、养生学家，真气运行学术创始人。

李少波 1910 年 2 月出生于河北省安平县，中医世家。专于中医内科、针灸。李少波幼年体弱多病，师从祖父学练吐纳导引、行气摄生之术，兼攻《黄帝内经》《道德经》《易经》《勿药元诠》等经典，研究各家各派养生修持要旨。经数十年的躬亲实践和潜心钻研，深悉医经即道，道经亦医，皆以健身延年为归旨。20 世纪 30 年代末和 40 年代，辗转于陕西凤县、甘肃兰州、青海西宁和北京等地行医，以医道至理医人济世，医德医术颇受好评。新中国成立初期，在甘肃省临潭、卓尼等县医院任门诊部主任、住院部主任，极力推广中医、针灸，培养医疗专业人才，为当地的医疗卫生事业做出了很大贡献。20 世纪 60 年代以来，先后在甘肃省中医院任医院针灸门诊主任，学院真气运行研究所所长，甘肃中医学院（现甘肃中医药大学）任教，任医院针灸门诊主任，学院真气运行研究所所长，兰州大学、甘肃老年大学名誉教授，甘肃省政协第四、五届委员。退休后，任兰州李少波真气运行研究所所长、中国民间中医药研究开发协会真气运行研究专业委员会主任委员、新加坡李少波真气运行学会名誉会长、马来西亚真气运行学会永久学术顾问等职。

李少波根据祖传秘旨和自身修为所得，结合《黄帝内经》理论所创编的真气运行养生实践方法，经科学研究、临床观察和普及推广验证，对各种药物久治不愈的慢性病、疑难病症均有显著疗效，是防病治病、益寿延年的中医预防学方法，充分体现了《黄帝内经》"上工治未病"的精神实质，开创了真气运行调控人体生命之先河，成就了医学养生学史上的一代伟业。

李少波经长达5年多的临床观察与研究，其成果——真气运行法获甘肃省卫生厅临床验证科技奖。著有《真气运行法》《增订真气运行法》、《李少波真气运行法》（1989年版）及《真气运行论》《真气运行学》等，形成了完整的真气运行学术体系。《真气运行法》曾获全国新长征优秀科普作品奖、甘肃省同名一等奖；《李少波真气运行法》（1989年版）获全国优秀图书奖，中共甘肃省委、甘肃省政府优秀图书奖等。摄制出版发行的《真气运行法》大型电视教学录像片，获国家广播电影电视部著作演示"双向"荣誉奖。

1987年入编《甘肃省教育人名录》；1994年被中国名人研究院选编入《中国名医列传》（当代卷）；1997年入选美国名人书局《跨世纪名人名作》；2000年被评为中国世纪专家，入编《中国世纪专家传略》；2001年获第五届世界传统医学大会优秀科技成果奖；2003年入编《当代世界传统医学杰出人物》《中国传世通鉴》等；2004年被甘肃省人民政府授予"甘肃省名中医"称号。

真气运行学说的创立，是李少波矢志不移、锲而不舍实践和研究的结晶，凝聚着他一辈子的心血。他不仅把古老的养生修真秘旨以医学的思想和语言表述了出来，而且更重要的是为弘扬中医学，丰富中医学宝库做出了重大贡献。真气运行实践方法的确立，为人们的养生健身、防病治病指明了方向，在"上工治未病"的预防医学方面做出了突出贡献。人们只要依此去锻炼，假以时日，真气便在人体中循经运行，克期通督，由后天返先天，恢复再生力，有病治病，无病防病，就可以享受健康无病的愉悦。大凡实践者，都能感到体内各种生理变化，从而对中医理论中的阴阳学说、藏象学说、经络学说、气化学说都能得到验证，是实实在在的中医预防医学。正如我国已故中医泰斗、原卫生部中医司司长、中医局局长吕炳奎所讲："真气运行是人体生命运动的主要功能，人如果能掌握其全部运动规律，则人类的生命可以由人自己来掌握，人可以达到健康无病长寿的境界。"

唐代大医学家、太仆令王冰在整理《黄帝内经·素问》时发现原九卷的《素问》"仅八卷尔"。他认为，"虽复年移代革，授学犹存，惧非其人，而时所隐，故第七一卷，师氏藏之"，而致湮没。尽管《黄帝内经》的学理犹存，但第七卷有关养生方法的内容却为前人所隐。王冰将这一绝妙的养生法宝之盛行寄厚望于后世，预言："至道流行，徽音累属，千载之后，方显大圣之慈惠无穷。"1100多年以后，李少波从《黄帝内经》"全真导气"得到启迪，经实践研究，创立了真气运行学说，揭开了千古之谜，使真传大白，并毫不保留地奉献世人，救治世人，力图使人们自力更生，远疾谢医，健身延年。真乃"千古之谜今方晓，羸劣获安仁寿高"。

二版前言

我的恩师 我的楷模

今世有缘

在大学时代，我因慢性腹泻接触并练习了内养功，19 天后病愈，从此我爱上并研究养生之道。之后学习并实践了"真气运行法"，脑子里深深记住了《真气运行法》的作者李少波。

27 年后，中国中医药出版社资深编辑刘观涛先生在编辑我的《贾海忠中医体悟》一书中，发现了有关李少波对我影响的记述，萌生了整理出版李老师著作的想法。由于我从来没有了解过李少波在哪里工作，他便从网上搜索，发现 2008 年 9 月将在兰州举行"李少波教授 100 华诞庆典暨中医真气运行学术国际研讨会"的信息，这才知道李少波老师是甘肃中医学院的教授、主任医师。我们便乘飞机过去参加了活动，一见到鹤发童颜、宁静慈祥的李少波老师，我立即萌生了拜师的念头。一个月后，在迟宝平师兄的引荐下，我再次飞往兰州，正式拜师，有幸成为李少波老师的第八十八个入门弟子。

助解谜团

大学初学中医时，对于经络是否真实存在我一直持怀疑的态度，看到"真气运行法"能够打通小周天（任脉督脉循环）、大周天（十二经循环），我便抱着怀疑的态度，认真地按照书中的要求开始练习。五十多天后，我的小周天就通了，之后很快感觉到了足太阳膀胱经和手阳明大肠经的存在，紧接着感觉到全身真气的运行。虽然没有清晰地感觉到每一条经络，但对经络存在的客观性我不再怀疑。从此，我坚定了学好中医的信心和决心。

谦虚好学

除了真气运行法之外，拜师后了解到李少波老师还有很多临床治病绝技。为了能够把李老师的这些经验继承下来，2010年8月，我与师姐李天晓、师兄迟宝平专门抽出一周时间请老师给我们传授。当时老师101岁，每天腾出3小时毫无保留地给我们讲解示范。其间，老师谈到要学习克隆知识的想法时，我说："克隆的想法其实在《西游记》里已经有了，孙悟空吹猴毛变成猴子的想法不就是吗？"老师说："那只是想法，现代医学技术把它变成了现实。"我深深感到，李老师的谦虚是发自内心深处的，李老师的好学是落到实处的，与某些自大的"中医大师"有着明显差别。

李少波老师兼通儒、释、道、医、武。关于医，李老师兼通中西医，在与老师的交谈中发现，如此高龄竟然能够熟练地讲出十二对脑神经，若非谦虚好学怎能做到？

弘道不倦

李老师90多岁时还亲自到国外传道解惑，传授毕生探求的养生治病之道——真气运行法，经过长期大量的临床实践，显示出卓越的临床疗效，获益的国内外患者数不胜数。在国内外拜到李老师门下的入室弟子上百人，真气运行学术不但在国内得到弘扬，在印度尼西亚、马来西亚、新加坡、加拿大、德国、澳大利亚、泰国、文莱等地相继得到规模性传播。之所以有这样的业绩，是老师亲力亲为、坚持不懈、一心弘扬真气运行法的结果。

圆满一生

2011 年 8 月 8 日在崆峒山"真气运行研究院落成暨真气运行临床实践五十周年纪念"庆典活动召开之际，我把和师姐李天晓、师兄谈升、焦世袭根据老师的传授共同整理的《李少波真气运行针灸推拿实践》书稿交给了老师。老师对书稿进行了全面审定后不久，于 2011 年 9 月 28 日下午 5 点在平凉仙逝。老师留下毕生防病治病的大智慧，魂归道家仙山——崆峒山，圆满一生。

恩师一生慈悲好生之德、谦虚好学之行，永为弟子之楷模。

本书初版在 2012 年问世，转眼已经快十年了。根据读者的反馈意见，我对本书略做修订，推出第二版。期待更多的读者通过此书，学到针灸推拿的精髓。

弟子贾海忠谨记
2021 年 7 月

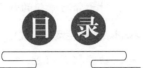

目　录

第一章　真气运行原理

第一节　真气之质

　　中医学提出，"精、气、神"是正常生命活动的根本，精气神三者，各有其性能，说起来分为三个方面，实际上是一个不可分割的整体，任何一个方面异常，都必然会影响到其他两个方面。

　　什么是精呢？《黄帝内经·素问·金匮真言论》说"夫精者，身之本也"，《黄帝内经·灵枢·本神》说"生之来谓之精"，《黄帝内经·灵枢·经脉》说"人始生，先成精"，《黄帝内经·灵枢·决气》说"常先身生，是谓精"。因此，中医讲的"精"是指产生生命活动的原始的有活力的有形物质，是指禀受于父母、天地的有生命活力阳精和阴精，禀受于父母之精叫"元精"。当生命个体形成之后，体内具有生命活力的"精"的增减就取决于后天水谷精微的化生和各种病因的损毁了。

　　什么是神呢？"神"是指人体内在阴阳变幻莫测的一切生命活动，即《黄帝内经·灵枢·本神》中"两精相搏谓之神"，这里的两精是指来源于母亲的阴精和来源于父亲的阳精，阴阳相互团聚，生命之神便产生了。但阴阳变化的内在形式是我们不能够感知的，所以，《黄帝内经·素问·天元纪大论》又说："阴阳不测谓之神。"

但神可以表现为各种生命现象让我们感知到它的存在，如呼吸、心跳、肢体运动、生命节律、精神意识活动无一不是神的表现，因此，《黄帝内经·素问·八正神明论》强调"神乎神，耳不闻，目明心开而志先，慧然独悟，口弗能言，俱视独见，适若昏，昭然独明，若风吹云，故曰神"。这段文字明白地告诉我们，"神"在我们的视听、记忆、思维之先已经存在，我们可以清晰感觉到它的现象，清清楚楚领悟到它的存在，却不能够用语言直接指出来哪个是"神"。就像我们能够看到"云的飘动"，却看不到"吹云的风"一样。这说明"神"代表的是阴阳之间的关系，就像"桴鼓相应""指弦相击"产生的声音是可以被感知的一样，"神"的存在同样可以表现出来被我们感知。

什么是"气"呢？纵观《黄帝内经》全书，"气"是用得最为广泛的一词，泛指一切看不见摸不着的维持生命活动的物质，丰富多彩，种类繁多。

什么是"真气"呢？《黄帝内经·素问·离合真邪论》说："真气者，经气也。经气太虚，故曰其来不可逢，此之谓也。"真气就是运行在经脉之中的经气，由于经气是极度微小的物质，所以经气是不能直接被我们观察到的，也就是说，真气是极度微小的物质，也是不能被我们直接测度到的。这种不能被我们直接观察到的物质，李少波老师认为就是生命的能量。

"精、气、神"三者之间的关系是：有形之精可以化生无形之气（精化气）、产生无形而有象的神（精生神）；无形之气可以化生有形之精（气生精）、产生无形有象的神（气生神）；无形的神可以调控有形的精（神御精）和无形的气（神御气）。

第二节　真气现象

既然"无形的真气"可以化生"有形的精"和"有象的神"，那么真气盛衰强弱就可以表现为"可见的"真气现象和"可感知"的真气现象。

一、可见的真气现象

由于真气是在功能状态下体现的，所以，我们不可能单独见到真气、度量真气本身，只能通过真气的可见表象来把握真气的虚实和运行得是否畅通。

当真气充足、运行畅通时，人体自然精足神旺，人的肌肉筋骨健壮，面部皮肤光彩荣润，精神饱满，神采奕奕，耳聪目明，记忆思维敏锐，言语清晰，不易生病；当真气不足、真气运行阻滞时，人体精亏神衰，人的肌肉消瘦，筋骨微弱，面部皮肤枯萎，精神萎靡，耳聋目昏，反应迟钝，言语错乱，容易发生各种疾病。

二、练功过程中自觉的真气现象

（一）练功过程中为什么会有真气现象——静极生动

真气运行法有效地利用了静与动的关系，促进真气运行，保持了机体生命活力，从而达到祛病延年的效果。

生命体中动静变化是无处不在、无时不有的。有动必然有静，有静必然有动。静极生动，动极复静。静是动的基础，动是静的力量表现。动是绝对的，静是相对的。在人体，生理活动不能脱离这个规律。

形体属阴主静，真气属阳主动。气离形则无所依附，形无气则成块然死物。必须阴阳互根，动静相育，形气并存，才是活泼泼的一派生机。

真气运行法有静功有动功。静功就是使身体安静下来，用调息的办法，推动真气运行，大脑皮层高度发挥它的调节管制机能，使内环境生机旺盛，从而防病治病；动功则是利用运动形式，配合呼吸，导引真气运行，用姿势来吸引自己的精神排除杂念，慢慢地使大脑皮层由动而静，发挥它保护性的抑制力量，旺盛机体的生理机能。静功是静中求动，动功是动中求静，所达到的目的是一样的。不过动功因为姿势复杂，配合呼吸也需要很长时间的练习。专用动功者多收不到预期效果，因此练动功必须有静功的基础，动静结合，效果才理想。

过去养生家每谈到静，首先要求有安静的环境和无思无虑，什么也不去想，叫作入静。有很多人按此方法去做，不但静不下来，反而千头万绪，思虑纷纭，因而只有望洋兴叹，恨己无缘，做了静的俘虏。但也有人一味追求什么不知不觉，无想无念的定和静，以至于不承认客观世界和主观世界的存在，不承认事物的运动，把一切都当作是空幻、虚无的，这就不知不觉地坠入了唯心主义的泥坑。实际世界上并不存在什么绝对静止的事物，只有相对的静，而没有绝对的静。

我们所说的静，就是使身体安静下来，全神贯注地调整呼吸，推动真气运行，冲通任督，贯通经络。在这个过程中，体内的触动现象是多种多样的。李时珍在《奇经八脉考》中说"内景隧道，唯返观者能照察之"。练功一有成就，真气在经隧中一刻不停地运动着，这种内景真是千变万化，丰富多彩。身体各部机能处于积极主动、生意盎然的状态，哪里有什么静止呢？这只能说是对外界反应或思维活动暂时的相对的静。

为了使高级神经活动不受干扰，最大限度地摒除对外界刺激的反应，集中于真气运行，对内环境进行诱导，这个功夫叫作内视，也叫精神内守。古代医学家、养生家们，还总结创造了许多方法：有的用观想法，就是假设一个美好的景象来维系思路；有的用数息法，默数呼吸，摒除杂念；有的用止观法。总之，方法虽多，目的只有一个，就是摒除大脑皮层对外界刺激的反应，集中于诱导真气运行，给机体各组织增加生命活力。这样，大脑皮层的本能力量也更加增强，而真气运行也就愈加旺盛，两者互为因果、互相作用。

这种富有旺盛活力的抑制，可以使身体更加安静镇定，也就是静极生动之意。曾有人用"雷击山而不惧"来形容，这时叫作入静或入定。其实这时千变万化瞬息不止，气流运行不息，浑身温暖如春，心情愉悦。对这种内环境的感受，过去有人喻为"无边风月自在"。这哪里是什么静和定，这不过是一种非常旺盛、非常自然、非常有规律的真气运行罢了。在这种情况下应是动静相兼的。在锻炼五步静功的过程中，随功夫的深入，深度入静，会有千姿百态的生理变化，八触即是其部分现象。

（二）练功过程中会有哪些真气现象——八触

练功过程中，体内的能动现象是多种多样的，古人总结归纳了八种，称之为"八触"。

1. 大

在练真气运行法的过程中，有时觉得身体很高大，这是因为大脑皮层的保护性抑制力量增强（俗称"入静"），真气运行通畅，毛细血管扩张，身体各部出现充实、膨胀的一种感觉。

2. 小

有时觉得身体很小很小，这主要是真气由外入里，集中丹田出现的一种感觉。

3. 轻

有的感觉身体轻飘飘的，好像要飞起来似的。这多半是在吸气时出现的一种景象。因为吸气时真气是向上的，所以在坐功入静时觉得一起一落的，常有人说和坐飞机一样。过去形容为"纳如起飞，吐如落雁"，即便在走路时也有身体很轻的感觉，都是真气充足、随呼吸活动的表现。

4. 重

坐功时出现身体重如巨石、坚不能拔的现象，是由于真气趋下。如过去武术中有千斤坠的功夫，都是呼气时真气下沉的一种表现。

5. 凉

多在后一阶段出现，任督循环，心肾交泰，很自然的时候，在心肾之间出现凉澈心髓的舒适感受，乃肾阴充足、肾水上潮的表现。

6. 热

热的感觉出现得最快也最多，在第一步就有心窝部发热，以后丹田发热，腰部热及四肢热，全身热，都是真气旺盛、热能集中的表现。在集体练功中，用晶体管体温计测量皮肤温度的变化，一般坐功后都比功前升高1～2℃。在五步功的训练过程中，真气集中在心窝部，集中在丹田，到命门，到百会，这些部位的皮肤温度都明显升高，通督后有人百会穴的温度上升至38.5℃，本人精神旺盛，没有因高热而不适的感觉。人体活动需要能量，抗病免疫、健身延年也要由能量的充足与否来决定。真气运行法就是集中自身热能，发挥其抗病免疫的一种手段。

7. 痒

皮肤瘙痒、头皮奇痒，是必有的一个过程。由于平时经络、孙络欠通，一旦真气运行旺盛通过时，就会出现痒的刺激。遇到头皮奇痒时，切勿抓打拍击，阻碍气机。只宜轻轻抚摩帮助其通过即可缓解。这种现象持续十余天即可消失，切勿疑虑。

8. 麻

有时觉得身体某部有蚁走感、触电感，局部跳动，都是真气通过经络的表现。

以上八种现象，过去统称为"八触"。实际练功过程中的动态比这些还要多，如自发运动，有人在坐功时产生自发运动，是真气活跃、神经兴奋的表现。开始某一部位肌肉跳动，注意力集中在哪里，就会诱导真气向哪个部位充集。因此就会发生更强烈的运动，甚至手舞足蹈，转身摇头，大跑大跳，自己不能控制。看起来运动非常激烈，已超过了平常的体力，但自动停止后，本人非但不疲乏，反而很舒适。看来这种自发运动对身体是一种有益的锻炼，但是主观想这样去做，又不能发动，必须到功夫精纯时才能运用自如。一般初学时遇到这种情况，产生惧怕心理是没有必要的。要想避免这个自发运动并不困难，即在开始活动时不要过分注意活动部位或暗示叫它静下来，或将眼睁开，一会儿就停止了。此外，还有光感。坐功到一定程度，眼前发亮，像闪电一样，有时像霓虹灯晃来晃去，有的在脊柱内亮晶晶的，灌入脑海，有时出现光团，沿任督脉高速度地轮转，多数是转三圈。以上现象都是刹那间消失。如果功夫深了，百会穴处会有一光团或光柱经常存在。随着功夫的深浅，它表现的力量、光色也有差异。

以上种种表现是由于经络畅通，机体活动旺盛，生物电集中活跃的缘故。在集体训练中，用经络测定仪多次测验，观察到练功者经穴导电量在坐功后普遍升高。尤其督脉贯通以后，测百会穴，练功前为 20 ～ 30 微安，坐功一小时测量可达 200 微安以上。由于微安表仅为 200 刻度，所以无法求得精确的数字。

总之，上述现象都是真气在体内不同形式活动的表现，都是积极有益的。有人遇到这些现象，延医诊治，医者不知，乱投药石，这是有害的。有人不明白这个道理，成为精神负担。有人好奇，追求这些现象，越注意越厉害，以致不能控制。凡此种种，都是不明其中道理的关系。懂得了真气运行的规律，就可以避免不正确的思想和行为，遇到以上触动现象，既不必好奇追求，更不要惊慌失措，只要安静地坐功，意守丹田，过些时候就平复了。

（三）练功过程中真气现象会持续多久——动极复静

生命体的动是绝对的，静是相对的。动到一定的程度，必然要静下来休整生息，以利再动，这是日常的自然现象。

练习动功"五禽导引""漫步周天""鹤飞唳天"等，以合理的姿势带动呼吸，导引真气旺盛地运行，练习到身气合一、形神俱妙的时候，只觉得通体轻松，心情愉悦，鼻息微微，一念不起，处于无我的状态，站到那里一动也不动了，充分表现出动极复静的自然规律。

练静功者，虽然没有姿势活动，也是由有为而至于无为的。练功过程中，培养真气贯通经络，前三田、后三关都有非常激烈的活动。尤其在攻后三关时，真气活动的力量不以人的意志为转移，而是被一种强大的冲击力量控制了自己。这种力量则是由静极生动和动极复静而形成的。人们对静极生动是熟知的、是欢迎的，知道必须依靠这个动力去攻关，但对动极复静的现象则茫然无知，产生疑虑而不知所措。

如第一步功"呼气注意心窝部"，心窝部产生温热感并沿任脉下行，结合第二步"意息相随丹田趋"，肠鸣矢气，汩汩作响，这是在进步。一旦进入第三步"调息凝神守丹田"，则没有明显的感觉，就认为是练错了，返回第一步再练，白白浪费了很多时间。必须知道，真气经第一、二步功打通任脉入下丹田，必须安定静止地休整培养出更大的力量，进一步攻下后三关，这时的"动极复静"，也叫积气冲关。丹田力量充足后，动象为会阴跳动，尾闾气动，上行至命门（第二腰椎），又须静止休整一段时间，表现出两肾区温热，即古人说的"两肾汤煎"。命门气流活跃，又开始了上行的活动，至背部夹脊关又须静止休整，积蓄力量，待力量充足继续上行。经大椎至玉枕关，这是最后最难过的一关。经过静止休整，艰苦紧张的锻炼，最后攻克第三关进入上丹田，即第四步"通督勿忘复勿助"。

第三关是不平凡的一关，每一个人通关现象也不同，最强烈的是轰隆一声而通关，古称"雷震把窍通"，这就叫"得道"。

督脉已通，即为第五步功"元神蓄力育生机"。由于肾气得以源源不断地灌溉脑髓，使元神的调节管制机能不断增强，机体的生理有序化，从而得到大定大静。真气运行法炼精化气、炼气化神、炼神还虚等层次，是发挥了静极生动、动极复静的自然规律完成的。

第三节　真气之源

用现代的语言讲，真气就是生命的能量。呼吸摄取的氧气（也叫"天阳"）和饮食吸收的养料（也叫"地阴"）合并起来，随血液运送到周身，渗入组织间隙，供给细胞营养。细胞摄取后，在氧化过程中产生的人体生命能量，就是我们所说的真气。正是《黄帝内经·灵枢·刺节真邪》所说的"真气者，所受于天，与谷气并而充身者也"。

第四节　真气之路

真气形成之后，就在经络之内发挥作用，保持脏腑经络的功能联系，所以真气之路就是人体固有的经络系统。

一、经络活动的实质

关于经络的问题，通过近一个世纪的研究，众说纷纭，莫衷一是。国内外医学界现在把经络当作一个研究热门。到目前为止，到底是怎么回事还是说不清楚。

有的针灸书上只是提到一句话，经络可能和气功有关系。实际上中医所说的经络，是身体各个组织间隙拼凑起来的隧道，有气则开，无气则合，用解剖或其他方法很难看到。如果按照真气运行五步功法来练习，经络问题就清楚了。

经络中的活动现象，千姿百态，历历如见。李时珍说："内景隧道，唯返观者能照察之。"这就说明经络是真气运行的一个通路，真气是经络活动的实质。

真气的运行，是依靠呼吸运动的推动力量，沿十二经脉、十五别络、奇经八脉遍布全身，发挥它的能量作用。由于真气分布的部位和各脏腑经络的功能不同，所以表现的效应也是多方面的。如在肺脏，就使肺脏健康，吐故纳新，呼吸运动良好；在心脏，就表现为心脏舒张收缩有力，血液循环畅达，输送营养于全身。五脏六腑、四肢百骸莫不依赖真气，来完成自己的生理任务。这些只是一般的生理功能，更有各个组织在完成自己生理任务的工作中，又产生了带有自己特性的精神现象。如心藏神属火，肾藏志属水，脾藏意属土，肝藏魂属木，肺藏魄属金。

真气运行五步功法中将五脏之气纳归下丹田，培补先天之元气，故名

"五气朝元"。如果丹田精气培养充足，便会沿着督脉，冲通"后三关"，即尾间、夹脊、玉枕，到达上丹田，使精气神集中于泥丸宫，就形成"三花聚顶"了。

真气运行的路线有十二正经、十五别络和奇经八脉。

二、十二经脉的循行分布和真气运行的关系

十二经脉是手三阴经，即肺经、心包经、心经的总称，手三阳经，即大肠经、三焦经、小肠经的总称，足三阳经，即胃经、胆经、膀胱经的总称，足三阴经，即脾经、肝经、肾经的总称。由于它们隶属于十二脏腑，为经络系统的主体，因此又称为十二正经。

十二经脉依据阴阳、脏腑、手足这三方面而命名。阳分为少阳、阳明、太阳；阴分为少阴、厥阴、太阴。

人体各部同样可用阴阳来分类，而经络的分布又相当复杂，所以根据"脏属阴，腑属阳，内侧为阴，外侧为阳"的原则，把各经络按照所属脏腑循行四肢的部位，定出各经的名称，如手太阴肺经、手阳明大肠经等。

十二经脉的主要作用是联络脏腑肢体，运行真气，如环无端，这是中医学的理论。十二脏腑的真气顺着十二条经络循环，周而复始，这就是我们讲的"大周天"。任督脉循环叫"小周天"。小周天一通，大周天也就相继通畅，不必追求。因为任脉总统诸阴，督脉总统诸阳，任督为纲，十二经为目，纲举则目张。

十二经脉的循行特点：凡是属六脏（五脏加心包）的经脉，称为阴经，多循行于四肢内侧及胸腹。在上肢内侧者为手三阴经，在下肢内侧者为足三阴经。凡是属六腑的经脉，称为阳经，它们多循行于四肢外侧及头面躯干。在上肢外侧者为手三阳经，在下肢外侧者为足三阳经。

十二经脉在头、身、四肢的分布规律为，手足三阳经为"阳明"在前，"少阳"在中，"太阳"在后；手足三阴经为"太阴"在前，"厥阴"在中，"少阴"在后。

十二经脉通过支脉和络脉的沟通衔接，在脏与腑之间就形成了六组"络属"关系，在阴阳之间也形成了六组"表里"关系。阴经属脏络腑，阳经属腑络脏，再通过手足同名经交接，便形成了十二经脉的循环流注。它们总的循行方向是：手三阴经呼气时向外由胸走手，手三阳经在吸气时向内由手走头；足三阳经呼气时向下由头走足，足三阴经在吸气时向上由足走腹。不难看出，呼吸左右着身体里的整个动态，真气的循行活动都是在呼吸运动的推动之下循环往复的，很有规律。同时，也和大自然有着密切的联系。

中医、针灸有"子午流注"，讲的就是时辰和真气运行的关系。一天十二个时辰的真气运行规律是：真气走到手太阴肺经，就是寅时，寅时是早晨3点至5点。5点至7点是卯时，真气即到手阳明大肠经。依次每两个小时分别在辰、巳、午、未、申、酉、戌、亥、子、丑十个时辰，真气依次到达足阳明胃经、足太阴脾经、手少阴心经、手太阳小肠经、足太阳膀胱经、足少阴肾经、手厥阴心包经、手少阳三焦经、足少阳胆经、足厥阴肝经。从足厥阴肝经又回到手太阴肺经为一周，不断地循环流注。

真气循经运行的这个规律，对临床诊断很有启发。比如，有人心脏有病，犯病的时候多在午时。因为午时是心经在"值时"。我们告诉心脏病患者，中午吃饭不要吃得太多。吃多了，胃一膨胀，心脏很不舒服，一睡午觉，就容易犯病。有人患胆结石、胆囊炎，常在半夜子时犯病。因为子时正是胆经"值时"。患肺肾虚痨病多表现在下午的酉时，患黎明泻者准在早晨的卯时。这些都是临床常见的。

手三阴经呼气时由胸走手，手三阳经吸气时由手走头，足三阳经呼气时由头走足，足三阴经吸气时由足走腹。这就说明我们身体内的真气呼气时是向外向下，吸气时是向内向上的。我们在练习中可以体会到，有时人坐在凳子上，好像要飞起来，身体很轻。这就是吸气时真气向内向上的缘故。

三、奇经八脉

奇经为督、任、冲、带、阴维、阳维、阴跷、阳跷八脉的总称。它们与十二经脉不同，既不隶属脏腑，又无表里配合。其生理功能主要是对十二经脉的气血运行，起着溢蓄调节作用。这八条经脉没有脏腑配属，所以称奇经。

冲脉：冲脉与足少阴并行，上至目下。十二经脉均来汇聚，故有"十二经之海"之称，具有调节全身诸阴经经气的作用。冲脉起于丹田，夹脐上行，距离腹中线各开五分，一边一条往上走，至胸而散。冲脉联系着任脉、督脉，和各个经脉关系都很密切。冲脉经气的走向是向上，足少阴肾经由足走腹，上到丹田和冲脉合并一起上行。这是肾水上行的通路。心火下降以补命火，肾水上潮以济心阳，这就叫水火既济。我们练通了督脉以后，它的力量重点转到督脉，冲脉前升的力量就减弱了。在练习中，叫大家不要注意吸气，强调自然呼吸，注意呼气，就是为了避免吸气太过，造成胸部不舒服及头晕现象。

任脉：任脉循胸腹正中，呼气下行，诸阴经经脉均来交会，故有"阴脉之海"之称，具有调节全身阴经经气的作用。通过练第一、二、三步功，真气达到丹田，说明任脉通了。任脉上由承浆穴开始，沿着腹中线，通过肚脐，经过丹田到会阴。任脉畅通，就到积气冲关的重要阶段了。

督脉：督脉循行于脊柱正中，上至头面。诸阳经都来交会，故有"阳脉之海"的称谓，具有调节全身诸阳经经气的作用。督脉在练习中反应很明显，通督时感觉很清楚。督脉起于长强穴，就是尾闾关，沿脊椎往上走，通过命门、夹脊、玉枕、百会、神庭、龈交，这就是督脉的路线。任督脉一通，周天循环，阴经阳经都畅通无阻，真气在全身旺盛地运行，身体由衰返壮，益寿延年。所以，自古以来练习者都追求通督脉，但是很少有人成功。真气运行五步功法是根据人体生理自然规律，制订的一整套行之有效的方法，定期通督，效果明显。

带脉：带脉起于季胁下，环行腰间一周，前通肚脐，后通命门，状如束带，有约束诸经的功能，使经气不乱。练习中有不少人感到腰里有一条气带转到了后腰，说明带脉通畅了。带脉一通，通督脉也就快了。有人认为，带脉反应不大，没有关系，任督脉通了，带脉自然会通的。

阴维脉、阳维脉：维，就是维系的意思，维系正常的生理活动。阴维脉与六阴经相联系，会合于任脉，主一身之里；阳维脉与六阳经相联系，会合于督脉，主一身之表。它们分别调节六阴经和六阳经的经气，以维持阴阳经之间的协调平衡。阴维、阳维都是往上走的，阴维与脾经并行，阳维与胆经路线相同。

阴跷脉、阳跷脉：阴跷脉起于脚跟内侧，随足少阴经上行；阳跷脉起于脚跟外侧，沿足太阳经上行。它们分别循行，交会于目内眦，共同调节肢体的运动和眼睑的开合功能。

道家养生非常重视奇经八脉，北宋张紫阳（张伯端，号紫阳真人）在《八脉经》中关于奇经八脉的论述，对真气运行五步功法极为重要。他在《八脉经》中说："八脉者，冲脉，在风府穴下；督脉，在脐后；任脉，在脐前；带脉，在腰间；阴跷脉，在尾闾前阴囊下；阳跷脉，在尾闾后二节；阴维脉，在顶前一寸三分；阳维脉，在顶一后一寸三分。凡人有此八脉，俱属阴神，闭而不开。唯神仙家以阳气冲开，故能得道。八脉者，先天大道之根，一气之祖，采之唯阴跷为先，此脉才动，诸经皆通。"

古代医家也很重视奇经八脉。李时珍在《奇经八脉考》一书中申明其义说："八脉者，散在群书，略而不悉。医不知此，罔探病机，仙不知此，难安炉鼎。"

积蓄真气，冲开八脉，包括了真气运行五步功法的全部内容，也就是通小周天。八脉冲通与否，是正常人和练习者，凡人和"神仙家"的根本区别。张紫阳的"得道"一词，在这里被具体为"以阳气冲开"八脉，切实而可行。有了正确的方法，成功得就快。假若方法不对头，八脉是难以冲通的。有的十年八年，甚至一辈子也没有冲通，主要还是方法有问题。真气运行五步功法，就是通过一定的科学方法，使真气沿着经络路线，内通五脏六腑，外达四肢百骸，给机体的每个组织系统供应充分的能量，从而使新陈代谢旺盛，增强机体的生理功能，生命力日益旺盛，自然就会增进健康，预防疾病。

第五节　真气运行的动力

　　真气在经络中运行，是借助于呼吸运动的推动力量，有节律地布达全身的。所以锻炼真气运行法必须以调整呼吸为入手功夫。

　　各家书中提出了很多的呼吸方法，如深呼吸、腹式呼吸、潜呼吸、逆呼吸、喉头呼吸，还有什么停顿呼吸（叫人憋气）等。由于这些复杂的呼吸形式，给练习的人增加了很多困难，有些呼吸法违背了生理上的自然规律，因而有人在练功中出了毛病。为此，对呼吸生理及其运动形式和对人体内外的影响加以探讨，采取准确而有效的方法，可以使初学调息的人简单易行，事半功倍。

一、呼吸的生理

　　呼吸是借胸胁的张缩、横膈膜的升降而形成肺的呼吸运动。呼吸有内呼吸和外呼吸，成人的外呼吸在平静时以每分钟 18 次左右的频率，吸取氧气，排出二氧化碳。

　　内呼吸即体内真气活动情况，也就是细胞摄取氧气养料，转换为能量的过程。胎儿在母腹中不能直接摄取氧气和养料，须由母体通过胎盘脐带供给，以使之发育和生长，由胚胎开始形成一个完整的人体，当然这个变化过程是很复杂的。过去把这种内呼吸叫作胎息。

　　我们锻炼真气运行法到一定程度，鼻息微微，若存若无，好像停了外呼吸，只觉得丹田开阖，沟通任督，就像是春风送暖百花开时的舒适感觉。这和胎儿没有外呼吸，只有旺盛的内呼吸，自然舒适地生活在母腹中的形式相似，所以也称为胎息法。

　　外呼吸是出生后获得的。在先天发育过程中，已经具备了的呼吸系统，本来是静止的。出生后由于本能的活动和大气压力的关系，开始了外呼吸。从此，肺内压和大气压保持着这种压力的关系，有节律地进行着吐故纳新的活动。

呼吸的作用，不仅是吸收氧气、排出二氧化碳，更重要的是利用呼吸运动，推动内呼吸、促进细胞新陈代谢，推动真气的循经运行，赋予机体各组织生命活力，以使各组织器官发生有机联系，这就是对呼吸运动的全面认识。《素问·灵兰秘典论》说："肺者相傅之官，治节出焉。"说明在心的主宰下，肺有节律的呼吸运动在体内起到调控人体真气升降出入的生理作用。

二、呼吸运动天人相应

人以天地之气生，四时之法成，天人相应之理也体现在呼吸运动之中。

《黄帝外经·呼吸》雷公问岐伯："人气之呼吸，应天地之呼吸乎？"岐伯曰："天地人同之。"天地如何呼吸？《老子·第五章》有"天地之间，其犹橐龠乎"！天地宇宙的形成，为阴阳二气上浮为天，下沉为地，一开一合，如橐之无底，龠之相通，浑浩流转，毫无障碍。古云："吸之以为橐，呼之以为龠。"天人相应者，人的外呼吸，呼出的是二氧化碳，吸入的是自然界氧气。故《黄帝外经》说"呼应天，吸应地"。人体的内呼吸，呼则心火自上而下行；吸则肾水自下而上行，以主气机升降。《素问·阴阳应象大论》说"地气上为云，天气下为雨；雨出地气，云出天气"。自然界气机升降变化是天气下降，地气上升的，而在人身，《黄帝外经》也说："呼出心也肺也，从天而言之也。吸入肾也肝也，从地气而言之也。"而天地之气，阴升阳降，毫无障碍。倘若是天之气不降，则地之气不升；地之气不升，则天之气不降。此则天地舛变，阴阳间隔，祸害由生。在人若无出入升降之呼吸活动，就会造成"出入废则神机化灭，升降息则气立孤危"，人一刻也不能存活。

三、呼吸运动对真气的影响

呼吸是一种机械式运动。当吸气时，胸胁向外向上，横膈膜下降，这时胸腔扩大，腹腔相对缩小，小腹受压。胸腔和腹腔这种机械式的张缩运动，也就把内在真气鼓荡、流动起来。足三阴经的真气，是随着吸气运动而上行的。譬如肾经真气在吸气时，沿足少阴肾经上行入腹（丹田）与冲脉合并，挟脐上行至胸，注入心包经与心气交，即所谓"肾水上潮以济心火"。同时，肝经真气上行注入肺经，脾经真气上行注入心经，即所谓"肝脾之气宜升"。手三阳经真气，也是在吸气的同时，上行布于头面，与足三阳经衔接，所以有"三阳荣于面"的说法。

当呼气时，两胁向内向下合，横膈膜上升，胸腔缩小，腹腔相对扩大，因而胸腔真气受到压力，即沿任脉下行入小腹（丹田）形成"心肾相交，以补命火"。这是真气运行法的一个重要作用环节。同时手三阴经真气，由胸趋向手指，与手三阳经相接。足三阳经真气，由头走足，与足三阴经相接，这样构成了经气的大循环。

真气运行法练到一定程度，督脉通畅后，则是一呼真气沿任脉下入丹田，一吸由督脉上至百会，为一小循环。真气运行法最主要的是要达到任督沟通这一目的。

四、调整呼吸

呼吸是真气运行的动力。练习真气运行法，必须从调整呼吸入手。本来生理性的自然呼吸，无须人为调整，就能保证正常的生理活动，维持生命。出生后，由于后天的生活形式代替了先天的生活形式，再加上成年后，种种损失及失调，以致真气不足，经络不畅，呈现未老先衰，疾病缠身。因此，必须用调息法，培养真气，贯通经络，恢复先天的生理机能。

人在未生之前，虽然具备了呼吸的本能，然而出生以后，还须大自然赐予生命能量。譬如初生时第一个呼吸，是靠大气的压力将空气送入肺中的，本来静止的肺，忽然被大气冲开，它以应激的生理活动将气排出，催动了声带哇的一声，唤醒了体内沉睡着的一切生理活动，后天生命开始了。

人的一生，从第一个呼气到最后不能呼气为止，呼吸都是由大气压与肺内压的协调作用，保持有节律的活动。基于肺内压负于大气压的这个原理，吸气是很自然的。为了达到真气运行的一切要求，在调息上必须注意呼气。注意呼气是为了多排出一些浊气，肺内空虚、肺内压降低，便于大气的输入，有利于吐故纳新，很好地进行气体交换，这仍然是自然呼吸。

更重要的是呼吸运动推动内呼吸，使真气循经运行，对人体生理起到全面的调节作用。长期注意呼气运动的训练，则可顺承自然规律而巧夺天工，是夺天地之正气的不二法门。只要加强呼气的生理活动，便可一步步达到心火下降，振奋脾阳，吸收能源，化生能量，在下丹田培养真气，积气冲关，还精补脑，返璞归真，返还先天生理机制，即后人称谓的"金丹大道"。

五、真气运行法特定调息法

有关呼气对生理的影响，我们以为有以下几个方面：

1. 排出肺中浊气，降低肺内压，为接收新鲜空气做好准备，对祛除痰涎有良效。注意了呼气，吸气自然深长、细匀，而减少呼吸次数，有利于本脏病灶的康复。

2. 副交感神经兴奋，相应的制约交感神经，以缓解长期由紧张而来的不适症状，并可使练功者放松入静。由于血管舒张活动良好，有降血压及止痛的作用，对各种心脏病都有卓越的疗效。

3. 推动心气缘任脉下入中丹田，振奋脾阳，即火生土，使消化系统功能增强。再入下丹田，则心肾相交，以补命门之火，增强肾脏的生理功能。

4. 手三阴真气由胸走手，足三阳真气由头走足，方向是向外向下，促使真气运行周身，发挥温分肉、卫外免疫的作用。

5. 全身毛窍开张，起散温行水的作用。

调整呼吸，培养真气，主要是把真气送入丹田。基于呼气时真气沿任脉下入丹田的自然生理，这就给调息指出了正确方向。因此，调息时只注意呼气，便可以如期达到气沉丹田的目的。至于吸气时，便可顺其自然，无须注意。由于大气压与肺内压力的关系，呼出多少浊气，就会进入多少新鲜空气。这样就是顺乎生理的自然呼吸调息法，也就是真气运行法特定的调息法。

有人主张深吸气，为了气沉丹田努力吸气，这样做是违背生理的。因为空气只限于肺中，不可能吸入丹田，虽然在深吸气时小腹也感觉有些活动，那只不过是横膈膜下降的一种压迫感觉而已。

吸气时小腹受压真气上行布于胸中，若只注意吸气，胸中必然积气，以致胸闷气短。不懂这个道理的人，强调意识指导控制吸气下入丹田（有的还闭一会儿气），就适得其反，行持不久，必感憋气。压力越大，反压力也越大，丹田被压抑得使气逆上冲，会引起头昏。

以上便是不合理的调息法带来的后果。这种吸气闭气方法的锻炼，不强化气沉丹田的意念，只给肠胃增加一些蠕动，也还是有益的活动。若想培养真气贯通督脉，那是难以做到的，并且还会出现很多毛病。故一呼一吸，效用各异，可不慎欤！

第六节　真气之病

由于真气是人体的生命能量，所以它在人体的分布是无处不有的。就像自然空间的空气一样，哪里没有空气，哪里就没有生物。

真气之病，范围极广，轻重不一。

人体内哪个部位真气运行不畅，哪个部位就会出现气郁，表现为不通则痛。

人体内哪个部位真气衰少，生机就会衰退，表现为相应脏腑亏虚，经络不通。

第七节　真气功用

真气运行法的锻炼过程中，由于调整呼吸，培养真气，贯通经络，促进细胞的新陈代谢，给机体各组织增加了生命活力，使各个组织器官充分发挥了它们的功能。由于特定的呼吸形式，影响各个脏腑器官的有机联系，从而改善了它们之间因互相制约、互相依存失常而产生的病理现象，因而有助于恢复健康。

一、对于肺脏的作用

肺位于胸中，其位最高，故《灵枢·九针论》说："肺者，五脏六腑之华盖也。"它的经脉下络大肠，与大肠互为表里。在体主皮毛，温润肌肤，开窍于鼻而知香臭。主司呼吸，为人体内外气体交换的通道。肺朝百脉以充全身，辅助心脏运行气血，并能调整人体脏器组织之间的功能联系，保持正常的活动。

肺主气不仅指肺的呼吸作用，整个人体的吸收和排泄、分解和化合、神经的紧张与缓和、血管的舒缩、脏腑功能的制约与依存、真气循经运行的动静互生、阴阳平秘等，都和呼吸运动有着极为密切的关系，所以《素问·五脏生成》说："诸气者，皆属于肺。"

《内经》说"呼吸精气"，即肺主呼吸的功能。人自出生后，就开始不停顿地有节律地进行着吸入清气、呼出浊气的运动。真气运行法注意呼气，加强了肺泡的收缩力，对排出浊气起到促进作用。肺内存留的气体越少，肺内压就越低，因此也就可以取得更多的新鲜空气，这才是吐故纳新的正确方法。

《素问·五脏生成》说："肺之合皮也，其荣毛也。"肺主皮毛，肺呼吸时，皮肤毛窍也在开阖活动，平时并无感觉。真气运行法练到一定程度，全身皮肤毛窍都在随呼吸而动，感到遍体通调，气机流畅，这对人体内外气体的交换起到良好的作用，我们把这个呼吸形式叫作体呼吸。

由于内呼吸旺盛了，而外呼吸表现为鼻息微微，若存若无，自然呈现为深、匀、细、长的呼吸形式。每分钟有 4～5 次（或更少）的呼吸就够用了，这比每分钟 18～20 次的呼吸次数减少 2/3 以上。肺活动的次数减少了，就有了充分的休息时间，可使肺脏病灶早日恢复（初始练习切不可勉强追求次数多少）。

由于注意呼气加强肺的收缩，可以帮助肺泡排出痰涎，加强吐故纳新，不断地获得新生力量，对防治肺气肿是有效的。

二、对于心脏的作用

心位居胸中，心包膜护于外，在体合脉，开窍于舌，主神明，为十二官的主宰；主运血，为人体生命活动的关键。

心主运血，以每分钟舒缩 72 次左右的频率把血液压送到周身供应营养，故《素问·痿论》说："心主身之血脉。"它的活动是受心传导系统支配的自主活动，但也受神经系统的调节，以适应身体的需要。血管是受交感和副交感神经支配的。当呼气时副交感神经兴奋，吸气时交感神经兴奋，两者相互制约。调息时注意呼气，由于副交感神经占优势，给心脏减轻了负担，这对心脏的保养是很有益的。

高血压性心脏病患者，可用真气运行法使血压降低，改善症状，经常锻炼者可保持稳定。对冠心病也可以改善其供血状况而获愈。肺源性心脏病，由于改善了呼吸功能，减轻了心脏的负荷，也有一定的效果。风湿性心脏病，由于练功时热能的增加，以及内分泌协调旺盛，对风湿症确有疗效。即便有瓣膜损害的情况，真气运行旺盛时，心肌功能增强，周围阻力降低，心脏负担减轻，自然也有很大帮助。

中医学认为，心为人体生命活动的主宰，在脏腑中居于首要地位。五脏六腑、四肢百骸、五官七窍、筋骨皮毛血脉等，必须在心的主宰下进行活动。因为心主运血，血液为载送营养的工具，血液把氧气和养料送到全身，化生真气给予各组织系统能量，维持正常的生理活动。

神明，是指精神、意识、思维活动，以及由这些活动反映出来的聪明智慧。故《素问·灵兰秘典论》说："心者，君主之官，神明出焉……故主明则下安，主不明则十二官危。"古人知道"脑为元神之府"，但在理论叙述中，把大脑的功能归属于心。

真气运行法的调息凝神和神制妄动，实际就是自我训练、自我控制大脑神经功能，以改善神经功能的失调，消除疾病。五步功成后，任督沟通，周天运转，心气下降，肾气相应，尻脉周流，神明自献，即是"肾水浇得心花放，神光照沏性理天"。

三、对于肝脏的作用

肝居右胁下，其经脉络胆，与胆互为表里，在体合筋，开窍于目。功能主全身血液的贮藏与调节，并主筋骨关节的运动和精神情志的调节，具有抗侮御邪的应激作用。

肝为人体抗侮御邪的功能系统。《灵枢·师传》说："肝者主为将，使之候外。"《素问·灵兰秘典论》说："肝者将军之官，谋虑出焉。"故知肝与中枢神经、植物神经的功能密切相关。肝又是人体内的化工厂，对各种物质进行分解、合成、解毒和排泄。

真气运行法锻炼有素的人，由于浩气常存，多表现为坚定镇静，正直不阿，遇事不惧。真气运行法对于增强人的体质，发达智力，修养道德，充分发挥人的潜力，都有非常重大的作用。

肝性喜舒利条达，与春生之气相应。在生理状态下，肝虽不宜抑郁，但也不宜过亢。若肝阳上亢，则性情急躁善怒；肝气不足，常表现为胆怯恐惧。

常见患肝气郁滞的慢性病人，右胁疼痛；但因肝气也循经运行于左，故有左胁下刺痛的。肝阳上亢则头晕目眩，口苦，食欲不振，腹胀，四肢懈怠，心情烦躁等。

真气运行法闭目调息是很好的治疗方法。"五劳七伤"中有眼见杂色伤肝之说，因此闭目就是养肝的一种方法。注意呼气，使心火下降。"心为肝子"，"实则泻其子"就可以达到平肝的目的。肝气得平，则头晕胁痛减轻；脾不受克，则食欲不振、小腹胀满症状改善。心肾相交，肾气旺盛，肝得肾阴以滋养，烦躁得宁，心情愉悦，身体轻捷。

临床观察多例慢性肝炎和初期肝硬化的病人，练功在短时内（真气注入丹田）就可食欲好转，腹胀减轻；进一步丹田真气饱满，一般症状大部分消失或减轻；通督后待全身经络通畅，精神焕发，症状消失。经常坚持锻炼，可获痊愈。

四、对于脾胃的作用

脾与胃互为表里，胃主纳谷，脾主运化，开窍于口，输布营养精微，升清降浊，为营血生化之源。五脏六腑、四肢百骸皆赖以营养，故称脾胃为"后天之本"。

脾胃有消化饮食、吸收营养、输布津液的功能。《素问·经脉别论》说："饮食入胃，游溢精气，上输于脾。脾气散精，上归于肺。"

真气运行法第一步，呼气注意心窝部（即胃区），导心火下行给脾胃增加热能。因此，初练三五天就可感到心窝部有温热的感觉。这对脾胃虚寒、消化不良的病症，效果是显著的。有很多人患胃病久治不愈，经真气运行法的锻炼，很快就能生效，久久行之便可恢复健康。胃下垂是顽固的病症，用其他治疗方法觉得效果不太理想，经用真气运行法治疗，效果明显。由于通过练功，胃区热能增加，就使胃本身的功能逐渐恢复。丹田真气充足时，小腹饱满有力，给下垂的胃体增加了升提之力，所以很多胃下垂的患者，通过本方法的治疗，十天左右，食欲好转，三十天后，体重增加，五十天后，每呼气即感下垂的胃向上扯拉，最后经 X 线拍片检查，完全或不同程度恢复，效果是很令人满意的。

五、对于肾与命门的作用

肾左右各一，位于腹后壁，在脊柱两侧，与膀胱互为表里，开窍于耳。肾主藏精，为发育生殖之源，主骨、生髓、通于脑，主五液以维持体内水液代谢的平衡。肾的生理功能极为重要，为人生命的根本，故称"肾为先天之本"。

肾气旺盛则精盈髓足，聪明机智，动作轻捷有力，精巧灵敏。所以《素问·灵兰秘典论》说："肾者，作强之官，伎巧出焉。"

命门附于肾，是人体中重要的器官。根据《难经》记载，命门是"诸神精之所舍，原气之所系"；"男子以藏精，女子以系胞，其气与肾通"。而"肾间动气"即生气之源，乃五脏六腑之本，十二经脉之根，呼吸之门，三焦之源。如果命门衰竭，生命也就结束了。

精是人体生命活动的物质基础。肾精是生长发育、生生化化之源，是生育繁殖之根本，为先天之精。在胚胎时期生长、发育的生理活动中，以及出生后的生活过程中，不断地消耗，故需饮食、呼吸摄取阴精（养料）、阳精（氧气）不断地予以补充，以维持生命。

真气运行法的炼精化气阶段，就是把摄取的阴精、阳精合并而化生为真气，充养全身。

《素问·上古天真论》说"肾者主水，受五脏六腑之精而藏之"，也就是《丹经》中的"五气朝元"。在炼气化神阶段，丹田真气充足，肾气旺盛，两肾有如汤煎之热，即"命门相火"的表现。第二、第三腰椎处，即命门穴，"肾间动气"活跃非常，逐渐缘督脉上行，冲通夹脊，透过玉枕，直达脑海。肾气入脑，灌溉脑髓。髓海充足，精神饱满，动作轻捷，身心舒适愉悦，好像换了一个人的样子。这个后天返先天的现象，也就是《老子》中的"蔽而新成"。

炼气化神阶段，体现了"元精化元气"的过程，也就是练功者追求的目的。由于人们在习惯上只知有个肾精，因此一开始就在炼气化神阶段入手，不但效果不好，而且还会出现很多毛病。由于过早使用了腹式呼吸，努力吸气，犯了化源不足，"揠苗助长"的错误！

真气运行法之所以进步快，成功率高，能够定期取效，就是因为遵循了"静极生动，动极复静"的自然规律和合乎生理的调息方法，以培养肾精、命火为法，不以抽调导引肾气为用。

通关之后，感到呼气与肾气相通，一呼真气缘任脉入丹田，一吸真气缘督脉入脑海，呼吸深长自然，体现了阴阳互根、一气混元的自然规律。

真气运行法第三步，丹田真气充实，肾脏功能增强，如命门火衰的尿频、阳痿、腰腿酸软无力、女子月经不调等现象即可改善。到第四步功，冲通督脉使肾气入脑，补益脑髓，更增强了大脑皮层的本能力量。因此，对失眠、健忘、多梦等一些神经衰弱症状，都可起到良好的作用。

从生理学观点看，督脉贯通后的效果，概为肾上腺与脑垂体这两大腺体之间的互相激惹、互相补益的生理关系更加协调旺盛。在生理上表现出生机旺盛，再生力增强，由衰返壮。古人说"要得不老，还精补脑"，就是这个意思。

真气运行法对全身的生理功能，是随着功力的进展而出现各组织、系统的先后改善。

我们所说的真气，是人体生命活动的物质基础和动力源泉。因此说：

真气充足，身体健康；

真气不足，身体衰弱；

真气消失，生命也就结束了。

由此大家就可以知道，真气在人体生命活动中的重要性了。

人们在日常生活中，由于内伤七情、外感六淫，不断地消耗着人体的真气。例如：脑力劳动者，考虑问题的时间长了，会感到非常疲劳，这就是消耗。体力劳动者的消耗更是显而易见的。如何使自己的真气抵得住消耗，就需要时时刻刻培补，达到收支平衡，才能维持健康。

真气充足并正常运行，就能抵抗疾病，延年益寿，尽终其天年，活到应该活的岁数。

真气运行法，就是我们培养真气并使真气正常运行的方法。由于这个方法是分五步实践的，因此通常也叫真气运行五步功法。

第八节　人体生命活动原理

中医学认为，精、气、神是人体生命活动的根本。《灵枢·本脏》说："人之气血精神者，所以奉生而周于性命者也。"所以古人对精、气、神的调摄极为重视。精、气、神三者，虽各有其特有性能，实际上是一个不可分割的整体。

先天之精化育生神，后天之精化气化神。精伤则神无所守，积精方可全神。精虚则无气，人无气则死。精、气、神三位一体，存则俱存，亡则俱亡。精脱者死，失神者也死。所以精、气、神是人体生命存亡的关键所在。为此，前人提出炼精化气、炼气化神、炼神还虚的具体措施，以期达到积精全神、长生久视之目的。

古往今来，凡研究人体生命的，如医家、道家、儒家、佛家，历经数千年的实践，都认为人的精气神的功能活动与自然息息相关。为了进一步说明人与自然的关系，兹以图片勾画出人体生命活动的全过程，以期对研究和阐述养生保健的功理功法有所助益。

一、动静相育

《易》曰："一阴一阳谓之道。"宇宙万物，莫不在"道"的孕育下发育成长。而在人体生命活动过程中，则是以"动"和"静"的形式表现出来的。

人身三宝精、气、神。精气神在人体生命活动中正是循着"动静相育"这一自然法则，在互相转化资生中，完成它们之间的互相制约、互相依存，保持生命活动的生生不息。宇宙始于"无极"静态，而后变生"有极"（是生太极）动态，阴阳始分，天地始判。轻清无形者为天，属阳；重浊凝固者为地，属阴。孤阴不生，孤阳不长，天地以动静之机，相互交泰，始生万物。人为万物之灵，与天地合称三才，因此万物莫不寓动静之义。

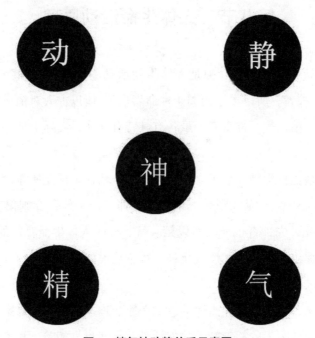

图1　精气神动静关系示意图

图1提示了精、气、神、动、静资生转化的相互关系。

"神"在人体生命活动中居于主导地位，它的生理位置在大脑，即现代医学大脑皮层之高级神经活动，故位居精气之上。

"气"为阳主动，为人体生命活动的动力，故位于神之左下方（东为阳）。

"精"为阴质，是人体生命活动的物质基础，故位于神之右下方（西为阴）。

动者静之变，静者动之源，动从此生，为阴中之阳，与阴精上下相呼应，以成阴阳互根之理，故位于神之右上方。

静者，儿体发育完全这一阶段为动极复静，乃阳中之阴，因而处于神之左上方，与左下之气上下呼应，以合体用之机。

动和静即事物运动、对立统一的两个方面，有动就有静，有静也必须有动。静极生动，动极复静。静是动的物质基础，动是静的力量表现。动是绝对的，静是相对的。动属阳，静属阴；阳化气为用，阴成形为体。用离体则无所依附，体无用则块然死物。必须动静相育，阴阳互根，体用并存，方是活泼泼一派生机。故《素问·生气通天论》说："阴平阳秘，精神乃治；阴阳离决，精气乃绝。"

二、先天与后天

一般习惯认为，人在降生前为先天，降生后称后天。如果按生理知识来讲，自获得生命之时起，即落入了后天的生活形式。在降生以前，需要母体供给氧气养料而生存。如果人是以降生前为先天，降生后为后天的话，那么降生前应分为：先天之先天（其生理机制在于父母）和先天之后天（胚胎时期），即开始了先天生后天，后天养先天的生理活动过程。胎儿降生后（经过哺乳时期），即开始了吸天阳以养气，饮地阴以养血的独立生活形式。至十六岁肾气充实，自身又可以生育传代，这一阶段可以称为后天之先天（属后天养先天），故《内经》称"肾为先天之本"。成年后，一般人大都由于房事不节，饮食失调，劳逸不均，内伤外感等对先天的精气消耗损失，必赖饮食、呼吸摄取阴精、阳精予以补充。元真充足，始得尽终其天年。这一段可称为后天之后天（即后天补先天），故曰"脾胃为后天之本"。

根据以上生理，将先天与后天划分为四个阶段：即先天之先天、先天之后天、后天之先天、后天之后天。这就明白地告诉我们，在练功时，根据生理阶段的需要，必须有针对性地入手施为。如"炼精化气"对大多数人来说必须从后天培补入手，如超越这一必要阶段，盲目追求，不唯无益，反而招损。真气运行法五步功法，符合生理需要，所以易学而效速。

三、后天生理机制图

练功是在后天生理过程中开始修习的，因此先从后天生理机制谈起（图2）。

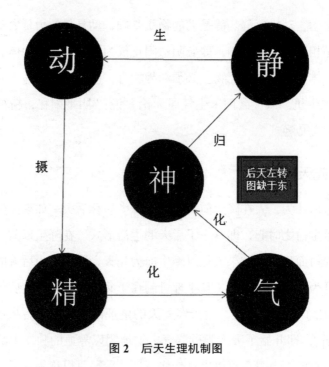

图2 后天生理机制图

精、气、神的动与静在人体生理活动中，是不断地以炼精化气、炼气化神、炼神归静、静极生动、动力摄精、精为神舍、气从静生、神制妄动这样一个复杂细致而有序的过程进行的，以维持整体生命的健康存在。兹逐步分述于后：

（一）炼精化气

人在后天生活中，由于不断地消耗生命能量，故须不断地予以补充。如补充不足，则导致身体衰弱，正虚邪著，疾病丛生。故须用真气运行法的第一步功"呼气注意心窝部"（中丹田）和第二步功"意息相随丹田趋"，调整呼吸，摄取阳精（氧气），并推动心火下降，振奋脾阳（火生土），加强脾胃的消化和吸收功能，才能有效地摄取阴精（养料），随血循环，运送周身，渗入组织间隙，供细胞摄取。在氧化过程中，产生热和能（真气），成为人体生命活动的物质基础和动力源泉。

诗曰：

> 阴精阳精御血行，
>
> 组织间隙竟全程，
>
> 细胞摄取始生化，
>
> 真气循经全身荣。

（二）炼气化神

经过第一、二两步功，集中真气，贯通任脉，气沉丹田，进入第三步功"调息凝神守丹田"，即意守下丹田，培养真气。经过筑基阶段，丹田实力充足，即缘会阴绕尾闾转入第四步功"通督勿忘复勿助"，经尾闾关，过命门，冲夹脊关，透玉枕关而通督脉。小周天一通，百脉相继畅通，精气神会于上丹田（百会），古称"三花聚顶"，在生理上将起到根本的变化。尤其神经系统、内分泌系统协调有序。古人说："若得不老，还精补脑。"此即后天返先天之义，是古炼丹家最要紧的一段功夫。

诗曰：

> 丹田气满透三关，
>
> 肾气入脑髓海添，
>
> 阴阳伴随周天转，
>
> 三花聚顶似月圆。

（三）炼神归静

通督后，即进入第五步功"元神蓄力育生机"。意守上丹田百会穴处，现出灵动活泼的信息，古称"性理"。百会者为百脉之会。一窍通百窍通，全身通畅舒适（体呼吸），一念不起，有似一湖清水，波平月圆，上中下三田互相吸引，浑然一圆，浑沦无间，此为深度入静之境界。

诗曰：

> 清清静静如止水，
>
> 密密绵绵百脉随，
>
> 澄波月影遥相寄，
>
> 如是磁力引两极。

（四）静极生动

在深度入静时，大脑皮层高度发挥了它的本能力量，抑制了杂念的兴起，拒绝了外来的刺激，充分发挥了神经系统的调节管制力量。体现出自然生理功能活动的形式，鼻息微微，若存若无，自觉遍体通调，明朗愉悦。处处春光，舒适情景，难以描述。这种美好境界的出现，即动静相育，道法自然的结果，此后即进入"有无相生通真路"了。

诗曰：

> 真法无为却有为，
> 有为是为化无为，
> 有为无为为因果，
> 无为之中无不为。

（五）动力摄精

由于五脏六腑、四肢百骸功能活动良好，呼吸摄取氧气，饮食摄取养料，合并而化生真气。旺盛生机，化生精微，下归丹田，以补先天之精气，五气朝元而得健康长寿。

诗曰：

> 夺得天地正气来，
> 元君运筹巧安排，
> 五脏精英同归海，
> 补足先天永不衰。

（六）精为神舍

《内经》认为元神为元精所化生。精为体为阴，神为用为阳；精是神的寄寓之所，神能御用精气使之再生。亦即动静相育，阴阳互根，体用并存之义。

诗曰：

> 精神本是一阴阳，
> 阳刚阴柔济短长，

> 精育神来神御精，
>
> 阴阳离决两败亡。

（七）气从静生

抱朴子曰："夫人在气中，气在人中，宇宙万物，莫不需气以生者。"盖宇宙大气，由道而生，道本虚无静态，而后变生动态，产生阴阳二气，以生万物。人吸天阳饮地阴而化生真气，为人体生命动力。欲使真气集中、旺盛地循经运行，须使大脑安静下来，心息相依，浑然无知，寂静之中自生妙境。"恬淡虚无，真气从之"即是此义。

诗曰：

> 静极生动法自然，
>
> 恬淡虚无真气源，
>
> 知见愈多思愈乱，
>
> 无字真经妙通玄。

（八）神制妄动

神制妄动，神即元神。明·李时珍指出："脑为元神之府。"元神即现代医学之高级神经活动。在先天胚胎时期主为生机，使之有序地发育生长；在后天则调节管制整体的生理功能活动。因此，练功培养元神的本能力量，从而使人体生理有序化程度增强，自然身体健康，乐享天年。

诗曰：

> 元神蓄力育生机，
>
> 高居颅内理全躯，
>
> 非理方兴即抑制，
>
> 保健强身乐有余。

以上根据后天的生理需要，由炼精化气至动力摄精五步，为真气运行法完成炼养任务的总过程，后三步乃精气神互相联系的自然规律。在后天生活中，最易损耗的是阳气（真气）。《内经》指出："七损八益。"七为阳数，八为阴数。阳消则阴长，故损七则益八。古人认为不患阴伤，而患阳亡。阴伤可以继复，阳亡则生命无存。

图2表明，按照后天生理活动的自然规律，是由右向左的，与地球自转规律相同。以天地阴阳论，天为阳，地为阴，后天属阴，故图缺于东方（阳）。

四、先天生理机制图

后天返先天之后，按照先天从无到有的自然规律，采炼方法和夫妻生儿育女的机理相一致。即以离卦象心的外阳内阴（喻姹女），坎卦象肾的外阴内阳（喻婴儿）；呼气（巽风）推动心火下降，吸气肾水自然上潮，心肾交泰而生机旺盛。故先天生理机制可按以下六步分别说明。真气运行法是以自身的阴阳动静，仿效构成人体生命的机理及发育生长的规律，进行采药、炼丹、温养、脱胎等不同层次的修炼（图3）。

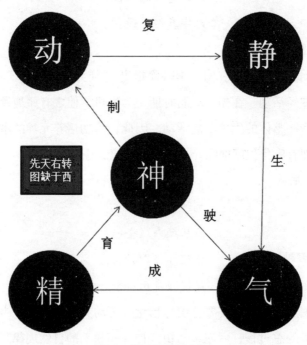

图3 先天生理机制图

（一）神驭气

此即获得生命之前（先天之先天）父母之间精神活动情况，先是脉脉含情，继而两意相融，五内俱兴，肾气大盛，故曰"神驭气"（产药）。

诗曰：

情萌意动两志同，

元真应机发潜能，

乾坤运转自交泰，

五行攒簇朝元宫。

此节说明，凝神入气穴，即调息凝神守丹田，心肾相交，阴阳媾和，丹田真气充实饱满。

（二）气成精

由于整体兴奋，真气旺盛运行，命门火炽，阳盛阴极，五气并泻，云行雨施（采药），是谓气成精（采药）。

诗曰：

真气原分先后天，

得失全在顷刻间，

把来鼎炉勤烹炼，

丹成端的赖抽添。

此节说明后天真气不断地补充先天真气，五脏六腑之精微均下归丹田，阴阳冲和，产生精气，自觉性功能活跃，有欲泻之势。此时即当凝神定意，以吸舔撮闭四法擒住勿令走失，采药归炉，文火温养。

（三）精育神

两精相合，结成下一代生命，充满生机的孕卵，寄生在胞中，不断地发育成长（温养）。

诗曰：

两精一遇便相融，

阴阳本来自有情，

> 生机化育皆大道，
>
> 有无相生妙趣浓。

此言心中一阴得肾中一阳，阴阳媾和产生新的生命力。这种自然法则也是人体的生理机制。按照自然规律进行锻炼，即体现出由有为化无为，由无形生有形的阴阳至理。

（四）神制动

在胚胎时期，神主为生机，使胎儿在胞中有序地生长发育。《灵枢·经脉》说："人始生，先成精，精成脑髓生，骨为干，脉为营，筋为刚，肉为墙，皮肤坚，毛发长。"这个有机的动态，是在神的主宰下完成的（怀胎）。

诗曰：

> 胎儿发育运动中，
>
> 元神用事自圆通，
>
> 依次生长无差误，
>
> 基因蓝图十月功。

此言练功得丹，和胎儿在母腹中发育生长一样，都须元神发挥作用。全真无妄，功成圆满，自然脱胎显化。

（五）动复静

胎儿在发育过程中，由精、气、神、动、静相互转化资生，从一个孕卵发展成为完整的儿体，这种天工巧夺的生机是非常复杂的。体属阴主静，故曰动复静（哺乳）。

诗曰：

> 先天复生后天形，
>
> 体阴用阳古章程，
>
> 阴静阳躁亦定论，
>
> 人天消息妙无穷。

人之一生，由先天阴阳媾和得真一之气而成形，为无中生有；后天真气耗尽而死亡，有化为无。知养生之道者，借有生之时，法于阴阳，和于数术，返还先天无为的境界。长期炼养，静极生动，自身之阴阳又产生新的生命力，最终结丹。这个无中生有，可称为大有、长有。得一而生，失一而死。再一再得一，为老子阐释宇宙衍生之奥旨。亦即"无有有无唯一理，有无无有见真机"。

（六）静生气

静极生动，动力即真气（生命能）。真气是先天与后天生命活动的根本，舍此即无生机。有体无用仍为死物，故须物上起用静生气（脱胎）。

诗曰：

> 物上起用法自然，
>
> 真气运行度天年，
>
> 气化神兮神归静，
>
> 生生不息任循环。

以上根据先天之先天，与先天之后天的生理活动，由神驭气至静生气六节，是获得生命及发育生长的过程。胚胎时期主为生长阴质（阴成形），至儿体发育完全，即降生变为后天生活形式，充满生机，喻为纯阳之体（阳化气）。

此喻修道者，复以先天生后天的阴阳至理，周天搬运，取坎填离，攒簇五行，三五归一，炼就纯阳资质，化生真人，尽是宇宙玄机。

图 3 表明，先天的生理活动趋向是：由左向右，与天气右旋相同。以阴阳论，天属阳，故图缺于西方阴方。古有天满西北之说。

五、人体生命活动模式图

先天图右旋，缺西之阴方；后天图左旋，缺东之阳方。两图合并则阴阳无缺，以成阴阳互根之道。人体气血亦一阴一阳，其运行方向与此相同。呼气时真气循手三阴经向外，足三阳经向下以达表；吸气时真气则循手三阳经向内，足三阴经向上以趋里。其方向为右转。阴血（血液循环）以心脏为动力，循动脉由里向外输出，至动脉末梢，循肤表静脉还流，方向为左转。因知气血左右运行方向各自相反，气血相因由此相反相成（图4）。

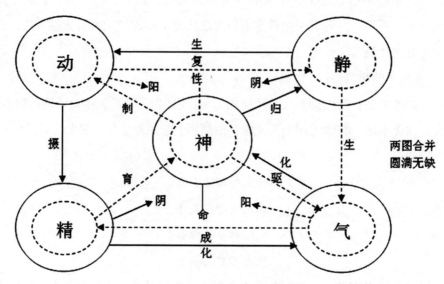

图4 人体生命活动模式图

诗曰：

（一）

天不满西地陷东，

阴缺阳损道不通，

左旋右转天工巧，

子女好合月圆明。

（二）

动静阴阳与体用，

因缘随机各立名，

五方四隅咸相应，

天道运行自圆通。

（三）

先天右转以生阴，

后天左转以生阳，

阴阳和合成既济，

动静相育万物张。

（四）

真气右转像属天，

血液左旋与地通，

左右周流时往复，

欲将阴阳补西东。

根据人体生命活动模式，可以了解到各个阶段生理变化情况，在练功过程中的种、采、炼、养各个阶段，可按生理需要，采取正确的方法，免致误时误事。

十六岁至二十岁未破身之全童，可用顿法开顶练性功入手，上丹田乃百脉之会，此窍一通百窍皆通。功到自与下丹田沟通，而达性命双修。如从命功入手，通督也较容易。

成年人身体亏损，真气已不足者，则须先练命功，从培补真气入手（炼精化气）以候真气充足，冲通督脉，还精补脑（炼气化神），是先固命而后修性（炼神还虚）。此为渐法，炼精化气从哪一个阶段入手，自有规矩。

六、人体气血运行

从人体大周天真气运行可以看出，呼气时真气由手三阴经、足三阳经，由脏腑走表，由上向下、由内向外，至指趾端，与手三阳经、足三阴经相交接；吸气时，真气由足三阴经、手三阳经，由肢体到躯干，由下向上、由外向内，交气于丹田，循经至脏腑，同时与手三阴经、足三阳经在头及胸部交接。

从血液大循环看，心脏收缩时，"血"流注动脉由上向下、由内向外流动；心脏舒张时，血液由下向上、由外向内返回心脏。

第二章　真气运行静功体验方法

第一节　丹田的位置和作用

自古以来养生家都很重视丹田。《难经·六十六难》说："脐下肾间动气者，人之性命也，十二经之根本也。"唐代医家杨玄操注解为："脐下肾间动气者，丹田也。丹田者，人之根本也。"但是，丹田的部位在哪里，它的含义又是什么，说法不一，使学习者莫衷一是。

一、丹田的位置

《中国医学大辞典》称："人身脐下三寸曰'丹田'，为男子精室、女子胞宫所在地，可为修炼内丹之地。"一般说丹田，都指脐下三寸处，但它不像针灸穴位那样具体。我们理解为小腹正中这一范围就可以了。由于功夫深浅不同，丹田反映的面积和力量也不一样，如果规定太具体，反而给练习者增加不必要的麻烦。

道家文献中有三丹田之说。《金丹问答》说："脑为上田，心为中田，气海为下田。"《钟吕传道记》说："丹田有三，上田神舍，中田气府，下田精区。"所说的这些部位都是真气集中而活泼的地方。

那么，什么叫作"丹"？过去把丹看得很神秘，说丹是修仙的人炼的，炼成丹就成了仙。古时候把药中提炼出的精华也叫作丹，对治病健身疗效显著，称为仙丹妙药。实际上我们所说的丹，并不那么神秘，就是真气的凝聚。真气在丹田集中到一定程度，就好像一个球，或像一个很具体的物质存在，感觉小腹胀鼓鼓的，这就是真气凝聚的表现。对炼丹家来说，这就是丹。我们来防病治病，延年益寿，就要靠真气的凝聚。由此可以知道，丹就是凝聚的真气。

练真气运行五步功法，所说的丹田有三个，就是中丹田、下丹田、上丹田。

中丹田的位置在胸骨剑突下一寸五分的地方，也就是心窝部。这里有个穴位叫巨阙穴。巨阙是大门的意思，这里是心脏的门户，心气从这儿宣泄，所以巨阙也是心脏的募穴。

下丹田的位置在脐下三寸小腹正中。这里有个穴位叫关元穴。下丹田在关元穴深部，不在皮下，而是在直肠前面、膀胱后面的一个夹室。有气则开，无气则合。解剖开没有什么实质形状。下丹田的位置说法较多，有说脐下一寸的，也有说脐下一寸半的，还有说在会阴的。我们说是在脐下三寸关元穴，这也是多数人公认的。练习时没有必要专门去找几寸几分，练习到一定程度的时候，自然就会知道。

上丹田在头顶正中，两耳尖直上和头部中线交点。这里也有个穴位叫百会穴。上丹田的位置说法也较多，有说在天庭处的，有说在祖窍（印堂）的，有说在泥丸宫的。我们说它在百会正下方与通过印堂的水平线交会点。

大家练习通督以后，感觉似乎在头的表面，实际上是在深部，好像有一股力量冲出去，有光色，有体积，有力量。通督后功夫越深就越清楚。

二、丹田的作用

三个丹田位于人体的三个重要部位，具有各自的生理功能。概括起来讲，中丹田摄取能源，化生能量，以养后天；下丹田培养真气，积气冲关，以固先天；上丹田安住元神，开发智慧，保全性命。具体讲，它们的作用分别有如下几个方面。

一是中丹田。我们一开始练习，第一步"呼气注意心窝部"，首先在中丹田集聚真气。只有真气集中了，才能更有效地作用于全身。我们在日常生活中，身体在各方面都有消耗损失。怎样补充呢？那就要靠中丹田的脾胃运化五谷，摄取能源，化生能量。中丹田为生发真气的场所。人活着需要呼吸和饮食。呼吸摄取的氧气叫天阳，饮食摄取的养料叫地阴。吸天阳入肺，饮地阴入胃，进入体内化合为真气，就是人体生命的能量。

练五步功法第一步功，重点守中丹田，促进天阳和地阴化生真气。这个过程称为"炼精化气"。

二是下丹田。真气运行五步功法第二步功"意息相随丹田趋"，将中丹田集聚的真气沉入下丹田。进入第三步"调息凝神守丹田"。真气在下丹田集聚，为下一步贯通督脉打好基础。第四步"通督勿忘复勿助"，就是以下丹田积蓄的真气进入尾闾，经命门，过夹脊，透玉枕而通周天。这三步功都是下丹田在起作用。下丹田在《内经图》上叫正丹田。它的周围是泌尿生殖器官，如子宫、膀胱、肾、卵巢、大小肠等。下丹田真气充足，对这些脏器有促进生理功能的作用，也能纠正这些脏器的病理现象。真气贯通督脉后，肾气不断地灌溉脑髓，中枢神经系统功能发生重大变化。因此，第三、第四两步也叫作"炼气化神"。

三是上丹田。真气运行第五步"元神蓄力育生机"，就是在上丹田培养元神的本能力量，对全身发挥其调节管制作用，进一步顺应自然，彻悟玄机。

由于肾气不断灌溉脑髓，还精补脑，使大脑恢复它的本能力量，凡患神经衰弱的人，比如失眠健忘、易喜易怒、不能胜任工作等，都能有很大好转，坚持练习，就可痊愈。

通督之后，随着元神力量加强，练习就容易入静，到极静的时候，进入无物无我的境界。因此，这个阶段叫作"炼神还虚"。虚的含义并不意味着其他什么作用也没有了，而是有了大脑保护抑制力量的调节管制，控制了不符合生理需要的妄动，使全身生理活动非常有序，非常旺盛。经过"炼神还虚"阶段，机体就进入生生不息的状态。

练习到了这个程度，身体受益就更大了，就会全面解决很多健康问题，生理上发生良好变化，哪里有病就在哪里治疗，就像身边带了一位高明的保健医生。不管有多少病，都不用发愁，只要认真练习，都能解决。不要病好了就不练了，要经常挤一些时间练习，才能保持长久的健康。

以上讲的是丹田的位置和作用。丹田的位置知道就行了，不要去几寸几分地找，找也找不到，只要练习，自然就会感觉到它的存在和作用。

第二节 练功须知

真气运行五步功法要靠大家亲自实践，所以要知道练功的一些基本要求。

一、注意事项

第一，节饮食。所谓节饮食并不是让大家少吃，而是要合理饮食。一日三餐应该定时定量。吃多了，脾胃消化不良，所谓病从口入。吃少了，营养供不上身体的需要，必然亏损。

关于禁忌的食物，过去养生家认为是："天上飞的雁鸽鸠，地上跑的犬马牛，土中长的葱蒜韭，水中游的鱼鳖鳅（无鳞鱼）"。因为大雁、斑鸠、鸽子、狗肉、牛肉、马肉都是热性的东西，吃了容易上火。生葱生蒜味道难闻，会导致气机紊乱，对学练真气运行不利，所以少吃或不吃为好。

第二，慎起居。中医讲天人合一，自然变化规律与人的健康息息相关，人体应该与自然变化保持一致，所以什么时候睡觉，什么时候起床，何时增减衣服，都应该顺应自然变化规律。

第三，适劳逸。不要使自己过度疲劳，注意劳逸结合，避免真气消耗太多。练功通关前尤其要紧，平时也要注意。

第四，注意不要在大饥、大饱的时候和大怒、大惊等情志冲动的时候勉强练功。在雷鸣电闪和很大声响时也不要练功，避免给精神以猛烈刺激，发生不适。如果遇到惊吓，不要带着紧张情绪收功，必须平心静气地再坐一会儿，以达缓解。

第五，孕妇在怀孕的前五个月不宜练习真气运行，避免操练不当，影响胎儿健康。

第六，不宜平卧练习，因为背部经络受压，不易通督。

第七，练习期间休息时，应保持安静，避免因兴奋影响入静。

第八，装有上牙托者，练习期间摘掉牙托，以免影响舌抵上腭，不利于任脉督脉的沟通。

二、特别告知

练真气运行法，必须树立坚定不移的信心，持之以恒，勿求速成，也不要畏难而退。

在锻炼期间，要顺乎自然，不要执意妄想，勉强追求。否则，欲速则不达，越是一意追求，有急躁情绪，就越是不进步；意态越是融和自然，真气发动就越活泼，进步就越明显。因为执意妄想就成了扰乱真气运行的杂念。"恬淡虚无，真气从之"正是这个意思。

在练功过程中，因为身体上发生很多生理上的变化，出现各种触动现象，要泰然处之，不必惊慌失措，也不要执意追求，稍时便会消失的。

1. 初习真气运行法，因要思想集中，有一个比较安静的环境为好。但是，不要过分强调这个问题。在练功时，要避免他人干扰。调息时，鼻吸鼻呼，注意呼气，吸气任其自然，不可用口呼吸。

2. 注意不要在大饥、大饱、大怒、大惊等情志冲动时勉强练功。当风、雨、雷响时暂勿练，以免给精神以猛烈刺激，发生不适。

3. 意守丹田是真气运行法始终坚持的一个准则。因为丹田是真气汇集之处，是生命的本源之地。因此，始终不能离开它。注意心窝部是集中真气贯通任脉，使真气更有效地集中于丹田。当丹田真气充实到一定程度，会自然地顺着经络运行。这种运行的力量，是基于丹田力量的大小而定的。勿用意识导引，任其自然，要行则行，要止则止，主观导引是会出偏差的。

第三节　对五官的要求

一、口腔

口唇自然闭合，上下齿相对，将舌上卷约成 90°，用舌尖轻轻地抵住上腭。唾液分泌得多了，将舌放下慢慢地咽下去。咽津是很有益的，可以帮助消化，滋润脏腑。古人说："气是添年药，津为续命芝。"由此可见咽津的重要性了。

二、眼睛

闭目内视，练哪一步功就内视哪一部位。如第一步注意心窝部，就内视心窝部。若坐功时思想很乱，不能控制的时候，就把眼睛睁开，或注意鼻端片刻，把思路打断，闭目再坐。过去这个方法叫作"慧剑斩乱丝"。

三、耳朵

用耳朵留意自己的呼吸，使呼吸不要发出粗糙的声音。保持从容自然，不可闭气使呼吸不畅，这是集中思想的好方法。

四、呼吸

怎样呼吸是真气运行法的关键问题。在练习真气运行法的过程中，一直是注意呼气，吸气任其自然，不加注意，自无流弊。

丹田真气充实后，自然地贯通督脉。那时即感到一呼真气入丹田，一吸真气沿督脉入脑。这是真气的自然活动状态，无须追求。外呼吸则绵绵密密，若存若无，呼吸表现得更加自然。这时外呼吸就无须注意了。

第四节　练功姿势

"恬淡虚无，真气从之，精神内守，病安从来。"意即只要清静无为，真气便可从之而生，旺盛地运行，神不外驰则"正气存内而邪不可干"，邪不能侵，病无由来。"圣人不治已病治未病"的学说，应是《内经》的主旨。这一理论，亦即三圣之道的"全真导气"法。但是，现存《素问》八卷中没有"全真导气"方法方面的具体内容。

真气运行法是李少波经六十余年的实践探索，集各家经典之至理，用通俗易懂的语言，揭示人体生命活动的生理机制，以先天生后天、后天返先天的科学理论，创编了真气运行静功五步功法。经多年的普及推广，其反馈信息，确有防病治病、健身延年的效果。

真乃是"千古之谜今方晓，羸劣获安仁寿高"。

初学真气运行法要有正确的姿势，这个姿势自然是有利于真气运行的。虽然在思想方法上破除了一些不必要的清规戒律，但是仍须有一定的姿势和方法，作为初学者的规范。

练习真气运行有行、立、坐、卧四种形式，其中以坐式为主，其他姿势为辅。为有效地促使真气运行不断进步，除坐式以外，还可随时随地采取多法进行。

一、坐式

坐式有盘腿和垂腿两种姿势，主要按照个人习惯和环境条件自行选择。一般认为盘腿坐过于形式化，且易麻腿，因此一般采用垂腿（坐椅凳）坐式较为便利。

1. 盘腿坐式

双盘式是把左脚放在右大腿上面，再把右脚扳到左大腿上，两手相合置于小腹前面。这个坐法只是为了坐得稳固不易动摇，但没有相当功夫不易做到。

单盘式是把右腿放在左腿上面，手势如前法。这比双盘易于做到。

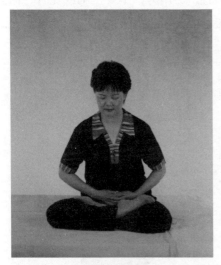

图5 双盘式

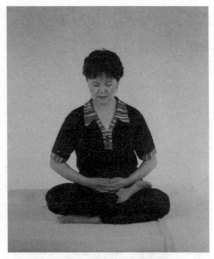

图6 单盘式

自由盘腿是将两腿互相交叉而盘坐，是一般人习惯用的坐式。

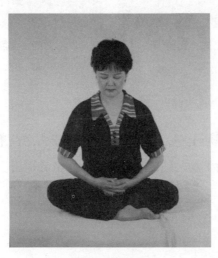

图7 自由盘腿

2. 垂腿坐式

坐在高低适宜的椅凳上，以坐下来大腿面保持水平为度，小腿垂直，两脚平行着地，两膝间的距离以能放下两拳（拳眼相对）为准。两手心向下，自然地放在大腿面上。两肩下垂，腰须直，勿用力，不要挺胸或驼背、仰面或低头。下颌略向回收，头顶如悬。体态以端正自然为标准。此式为现代习惯采用之姿势。

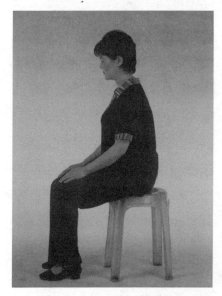

图 8　垂腿坐式（正面）

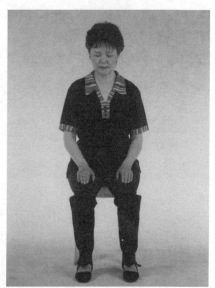

图 9　垂腿坐式（侧面）

二、卧式

右侧着床伸下腿屈上腿，右手曲肱将手置于头之前下侧枕上，左手放在左胯上，此式应用为坐功之辅助，或体弱不能坐者采用。

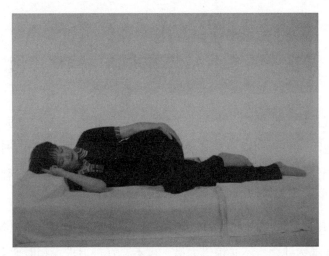

图 10　卧式

三、站式

　　站式有各种姿势，在这里不一一介绍。只介绍方便易行的一个姿势，以为坐功之辅助功。两脚并立，两手覆于丹田（左手掌心覆于丹田，右手掌心覆于左手背上）。松肩垂肘，含胸拔背，虚心实腹，半垂眼帘，一切要求同坐式。

四、行式

　　行路和散步时，目视前方三五步处，意守鼻尖，神不外驰，依行路的速度，一般为呼三步吸一步（四步一个呼吸）。如能长期锻炼此法，对走远路很有帮助，可以久行不倦。

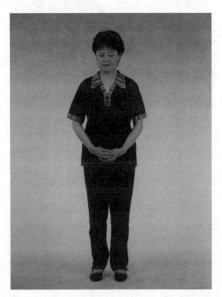

图 11　站式

第五节 真气运行五步功法操作要领

练真气运行五步功法，必须树立坚定不移的信心，持之以恒，既不要急躁冒进，也不可畏难而退。在练功时，要顺乎自然，勿求速成。越是一意追求，有急躁情绪，进步就越慢。越是松静自然，真气发动就越活泼，进步就越明显。

在练习过程当中，因为身体发生很多生理上的变化，出现各种触动现象，一定要泰然处之，不必惊慌失措，也不要好奇追求，稍时便会消失的。

刚开始练功，不少人可能要问多长时间才能功成。我们根据长期观察，如按着要求自己练习，百日就可以达到沟通任脉和督脉，就算初步成功了。在老师指导下，集中时间练功，一般百时左右就可以通督。当然，每个人身体条件各异，进步的速度也不可能一致。一般规律是，青年人比老年人快，健康人比病人快，女性比男性快，杂念少的人比杂念多的人快。只要有恒心有毅力，锲而不舍，必能取得成功。

现就真气运行五步功法的具体操作要领介绍如下。

第一步，呼气注意心窝部

注意和意守、内视是一个概念，不过注意这个词比较灵活适度一些。心窝部的位置在胸骨剑突下的一寸五分，实际上就是胃区。这是一个部位，而不是指某一点（初练时不必细找几寸几分）。

1.方法

做好练功准备，缩小视野，集中思想，神不外驰。注意鼻尖少时，即可闭目内视心窝部，用耳朵细听自己的呼气，不要发出粗糙的声音。在呼气的同时，意念随呼气趋向心窝部。吸气任其自然，不要加任何意念。再呼气时仍然像前面的方法一样。这样做下去，真气就会在心窝部集中起来。刚开始练功的时候，杂念比较多，不好排除，也可以用数息法。就是在呼气时默数一，再呼气时默数二。这样从一数到十，返回来再从一到十反复操作，直到杂念不再兴起时，即放弃数息法。

为了要达到气沉丹田的目的，必须要注意呼气，不要注意吸气。初学的人，思想不能集中是必然的现象。不要着急，杂念一起，立即打断，屡起屡断，坚持几天自然就克服了。

2. 时间

如果要如期完成第一步的练习，在时间上就要有一定的安排。假若条件允许的话，每天固定时间练功，养成习惯，对稳定思想更有帮助。没有固定的时间也不要紧，只要抽空抓紧练功就行。要求最少每天早、中、晚练习三次，每次二十分钟。如认真操作，一个星期左右就可完成第一步。集中时间整日练习，两天时间就能完成。

3. 常见现象

开始几天由于不习惯，姿势也不够准确，有的人会感到头晕，腰背酸困，呼吸也不自然，舌尖抵不住上腭等，不要有顾虑，只要坚持锻炼慢慢就会自然。

有的人在刚开始练功时，呼吸不太自然，甚至感到憋气。这是因为在练功的时候有意识地延长呼气，或者延长吸气所致。

4. 成功标志

练功二至五天，感到心窝部有温热感，或者有饱满感、沉重感、刺痛感、冰凉感。再往后，每一呼气时感到有一股气流注入心窝部，这是真气集中的表现，有了真气的集中，就给第二步功打下了基础。

有胃病或体质虚寒型的人不容易感到温热，但只要有饱满感或者沉重感，都说明已完成了第一步，就可以转入第二步的练习。

第二步，意息相随丹田趋

第二步的目的就是将心窝部已经集聚的真气通过呼气运动，沿腹中线下沉到丹田，以畅通任脉。意息相随是"沉"方法。意指的是意念，息就是呼吸，相随就是意念和呼气相依相随，趋向丹田。也就是说心窝部的真气集聚到一定程度，只要有了注意下丹田的这个意念，真气自然会随呼气而下的。

1. 方法

当第一步做到每一呼气都觉得心窝部温热，或者沉重、饱满的时候，就可以练第二步了。具体方法是：每次呼气意念从心窝部开始，随呼气趋向下丹田。做的时候不能操之过急，也不可用力太大，以免产生不适。

2. 时间

每天至少练习三次，每次二十五分钟至半个小时，如认真操作，一个星期左右就可完成第二步。集中时间整日练习，两天左右就能完成。

3. 常见现象

当每次呼气感到一股热流或气流从心窝部趋向丹田，腹部就会汩汩作响，肠蠕动增强，矢气现象增多；有些人会有呃逆现象，这是肠胃不好，中下焦气机不畅的表现，或注意了吸气的缘故；腹部有疤痕患者可以感觉到疤痕刺痛或作痒，这是真气疏通经络的反应，这叫气冲病灶，过些时间就好了。

4. 成功标志

由于真气已通过胃区，脾胃功能不同程度地改善，丹田周围脏器，如大小肠、肾、膀胱等都逐步发生了生理上的改变。一般都会感到食欲增进，大小便异常现象不同程度地改善，排便通畅。

慢性肠炎患者此时会有排泄秽物现象，这种现象称为推陈出新，这是真气影响大小肠，使肠功能发生改善的表现。

第三步，调息凝神守丹田

调息，就是注意呼气。凝神，就是集中思想，神不外驰的意思。守丹田就是意守丹田，培养丹田真气，积蓄力量，为贯通督脉奠定基础，古人把这一步功夫叫"筑基"，所以需要较长时间的练习。这是五步功法中最关键的一步。

1. 方法

当第二步练到肠鸣矢气现象结束后，丹田有了明显感觉，呼气时就可以直接意守丹田，但要避免过分用力往下送气，以免造成丹田过热，引起"壮火食气"。要求把呼吸放自然，意守丹田部位，以保持温热与饱满。

2. 时间

每天最少三次，每次半小时以上。这一段是培养丹田真气实力阶段，需要时间较长，一个月左右可以感到小腹充实有力。集中时间整日练习，四至五天就能完成。

3. 常见现象

刚进入第三步的头一两天，丹田部位的感觉往往不是很明显，有人因此而着急，以为自己退步或练错了，又从第一步开始重复，浪费了很多时间。

随着丹田真气不断充实，逐渐出现丹田温热、丹田饱满、丹田运转、丹田开阖、丹田蕴珠等。这些都是很好的征兆，要顺其自然。当然，这些现象不会每个人都能遇到，不要妄加追求。

一般情况下，气沉丹田后腹部发热，小腹内自觉形成气丘，随着功夫增长，感到力量充实饱满，等到有了足够的力量，就会自然向下向后游动，或感到阴部作痒，或会阴跳动，或会阴发热，气流通过尾闾长强穴进入督脉；也有一些人，感到有一股气流环腰一周，直达命门穴，这是通过带脉进入督脉的现象；还有一些人直接感到命门部位发热，是真气直达督脉的一种现象。

4. 成功标志

由于任脉通畅，心肾相交，中气旺盛，肾气充足，因此心神安泰，睡眠改善，精力充沛，肾功能增强，泌尿生殖系统疾患改善。由于肾水旺盛，肝得滋荣，因此，在这一阶段，患有慢性肝炎和初期肝硬化的患者都有明显好转。

第四步，通督勿忘复勿助

进入第四步后，仍然是意守丹田。当真气蓄积到一定程度时，它就会沿督脉上行。当真气上行的时候，我们应该意识到它，这就是勿忘。若真气上行到督脉的某处停下来时，不要用意念去导引它，这就是勿助。勿忘复勿助就是既要意识到真气上行，又不要用意念去导引它，避免"揠苗助长"。

在真气运行五步功法的整个过程中，通督脉是一个飞跃，是个关键性的进步。

1. 方法

当丹田真气充实到一定程度，有了足够力量时，就会沿督脉上行。上行的快慢取决于丹田真气的强弱。如果丹田实力不足，就会停下来不动。此时应该继续意守丹田，力量充足后，真气自然会上行。如果急于通督，乱加导引，会和丹田力量脱节，这是非常有害的。因此，一定要顺其自然。应该知道，这时真气的活动是不以人的意志为转移的。假若上行到玉枕关通不过去时，可以内视头顶，因势利导，此时只能意随气动，不可以意领气。如果玉枕上冲力量尚感不足，内视头顶过早也会失败，必须因势利导。

2. 时间

每天的练功次数可适当增加，每次的时间也应延长到四十分钟至一小时左右。每个人的情况不同，通督的时间和力量也会不同。有的人一刹那就通过了，而且力量很猛，震动较大。有的人通督时间稍长，并且力量也不大。大多数需十天左右通督。集中时间整日练习，四至五天就能完成。

3. 常见现象

在第三步的基础上，随着丹田真气充实，小腹饱满，会阴跳动、发痒、发热，随后真气进入第一关——尾闾关，即尾骨部位的长强穴，此时局部有真气拱动的感觉，这种现象，我们称之为"尾闾气动"。

继而真气继续上行，自觉有一股力量沿脊柱上行，到达第二腰椎与第三腰椎之间的命门穴，真气在这里很活跃，通常称之为"肾间动气"，大部分人感到命门发热。

再往上真气到达第二关——夹脊关，即第五胸椎棘突下的神道穴和第六胸椎棘突下的灵台穴。真气行至夹脊关时，感觉脊背发紧，像贴了膏药。有心脏病和肺病的人，此时可有胸闷、心悸、气短的感觉，容易引起恐惧心理，不敢再练习下去。实际上，真气一通过夹脊关，上述反应就会消失，即所谓的"夹脊一过疾病若失"。

接下来，真气上行至第七颈椎与第一胸椎之间的大椎穴，可以出现头颈部拘紧或头部沉闷不适。颈椎病和肩周炎患者会感觉到颈项强直，两肩酸痛。随着真气通过，以上症状随即缓解。

真气继续上行，即到达枕部第三关——玉枕关，其下方即是风府穴。玉枕关古人称之为"铁壁"，很难通过。因为每个人情况不同，通过的时间和力量也不相同，有的人感觉力量很强，轰隆一声像放炮一样，振动强烈，古人称之为"雷震把窍通"，但是大部分人通关时间较长，力量也不大，如虫爬行、如风掠过、如水柱上冲等，持续不断。玉枕关一过就是通督了。

在通督的过程中，有的人真气充足，一股热气直冲而上，势力很强，一次性通过督脉；有的人真气行行停停，数日通督；也有的人感觉真气像水银柱一样，随呼吸上下活动，慢慢地上行。

练习过程中，有的背部有往上拔的感觉，有的身体前倾，有的身体后仰，可以及时调整姿势。

以上所有不适现象是通督过程中"气冲病灶"常有的反应，应坚持增加练习时间，不可疑虑放松。通督后自然会轻松愉快的。

4. 成功标志

通督之后，一呼真气入丹田，一吸真气入脑海，一呼一吸形成任督循环，养生家称此为"小周天"。通过真气运行练习，真气不断地补益脑髓，大脑皮层保护性抑制力量增强，精力充沛，身体轻捷。凡是由于肾精亏损导致的内分泌紊乱、头晕耳鸣、失眠健忘、腰酸腿软、月经不调、精神恍惚、易喜易怒、心慌气短、性欲减退等症状，都可得到改善，长期坚持，可以康复，多年不愈的顽症也有很好效果。

第五步，元神蓄力育生机

"精气神"是人体生命活动的物质基础和动力源泉。《灵枢·经脉》说"人始生，先成精，精成而脑髓生"，说明肾精充实，则脑髓灵健，人聪明多智；肾精虚衰，则昏聩健忘，头晕耳鸣。肾精充足与否，关系着人体强弱寿夭，故《黄帝内经》强调"积精全神"以养生。

所谓元神，就是大脑调节管制的本能力量，与识神对立。识神是有意识的精神状态。元神和识神是体和用的关系，元神为体，识神为用。

经过第四步练习，督脉贯通，但要真气充足、肾精充实、元神健旺，还要进一步不断地加强练习，使真气不断灌溉脑髓，元神的力量不断得到补充。当气足、精充、神旺时，人体就会生机勃勃，这就是"元神蓄力育生机"。

1. 方法

原则上还是守下丹田。丹田是长期意守的部位，但是意念要轻，似守非守，轻轻地守。如果上丹田头顶百会穴有力量在活动时，也可以轻守头顶，这叫"有欲观窍，无欲观妙"。刚开始练习时思想还不集中，有杂念就说明还有欲望，就用轻轻意守下丹田来集中思想。这样的话上丹田也会有反应，会出现有体积、有光色的力量，这时就轻轻地意守上丹田，静观其妙。

2. 时间

每天三次以上，每次一小时或更长一些，总的来说时间越长越好。

3. 常见现象

在通督前后的一段时间内，浑身常有一些反应，或似电流窜动，或皮肤痒麻似虫蚁爬行，眉心鼻骨发紧，环唇发麻，上下牙齿不由自主叩击，身体有时温热，有时凉爽，皮肤随呼吸而动，吸时向里收合向上浮起，呼时向外扩散向下沉降，有时轻浮缥缈感，有时重如泰山感，有时无限高大，有时极度缩小，有时身躯自发运动等。这都是经络通畅，内呼吸旺盛，真气活动的表现。这些现象因人而异，遇到这些现象，既不要惊恐，也不要追求，安心坐下来自然平复。

练习一个月左右，身体内的各种触动现象才能逐渐消失，这时候下丹田与头顶百会穴互相吸引的磁性力量加强。

坐到极静的时候，会感到鼻息微微，若存若无，内行的真气更加集中旺盛，灵动活泼，明朗愉悦，非常爽快。在丹田则如水含珠，在百会则如月华涌现。这种境界为真气充足后影响生物电活动的表现。

4. 成功标志

身体的各种表现，尤其是丹田与头顶百会穴互相吸引的磁性力量说明，大脑皮层的本能力量增强，内分泌功能协调而旺盛。这种力量有形有色，功夫越深，表现得越明显活泼，对全身的生理机能调节就更好，真气也就更加充实，不断地补偿和增强身体的代谢机能，可充分发挥机体的潜在力量。因活力旺盛，免疫能力就会提高，抗病能力增强，生病就会减少。自我康复能力增强，原有的沉疴痼疾可以得到改善或痊愈。坚持锻炼，就可以达到身心健康，延年益寿的效果。

五步功法功成后，仍需坚持每天练习，每天练习时间越长越好，有病的患者每日练习累计时间应保证在 5 小时以上。

第六节　混元坐
——真气抟聚法之一

混元坐为最合理的高级静功，是抟聚真气、提高功力、积精全神的有效锻炼方法。且易学易练，功效显著。

方法：正身端坐，下颌微收，两手十指交叉，右手指在上，左手指在下，置于脐下丹田处；两足着地，左右交叉，右足在上，左足在下，以自然舒适为准；闭口，舌抵上腭，眼帘半垂，眼观鼻、鼻观口、口观心、心观丹田；耳听呼吸，勿使闻声。

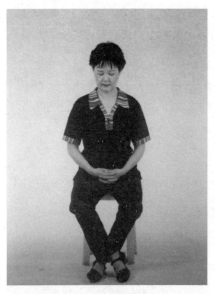

图 12　混元坐

时间：每日三次，每次一小时或更多一些时间。如子午时做河车搬运，在其前后各练 10 ～ 20 分钟（子午周天）；或随时练习，不拘时间；或卯酉时练功，每次练一小时（卯酉周天）。

反应：混元坐一般是在气通任督后，十二经相继通畅，疾病好转，体质相对增强，但功力尚须精进、提高时锻炼的高级静功。由于大脑的调节管制力量不断加强，深度入静，常表现出目无所见、耳无所闻、心无所知、形神相抱的全真佳景。鼻息微微，若有若无，丹田真气活泼旺盛，一体圆融；全身毛窍随呼吸而动，与大自然息息相通，昏昏默默，物我两忘；暖洋洋似浴温泉，熏熏然如沐春风；更有祥光屡现、三花聚顶等高级境界，美不胜收。

效果：混元坐通过姿势的调配，两手两足的交叉相叠，使四肢阴阳相抱。右上左下是取阴静阳躁之理，以静制动、以柔克刚之义。意守丹田，可使心脾肾三家相会，五气朝元，真气凝聚，日益坚牢；百脉通调，遍体熏蒸，精神日长，智慧日开；精气神凝物如珠，晶莹可见。故真气抟聚法，是穷理尽性以至命的有效的必修方法。正如《大周天歌》云：

内亦交、外亦交，

三关通透不须劳，

尾闾流转天一水，

自在河车泛百遭，

奇经八脉十二经，

指趾之端阴阳交，

真气运行无滞碍，

形神俱妙意逍遥。

附：混元桩

混元桩为立式动功锻炼方法，有采大自然之混元气，补人体真气能量之功能。其锻炼方法为：

预备式：两足并立，提顶吊裆，松肩垂肘，含胸拔背，两手自然下垂，扣齿，舌抵上腭。

混元桩：目视天空，凝神于太虚，片刻即恢复平视。两手掌向外翻转，两臂伸直，手心向上，高举过顶，两掌向里合，掌心相向，意将天空混元气采来，为吸气过程（图14）；两掌掌心向下从面前徐徐下落至丹田，意将采来之混元气送到全身，为呼气阶段。如此反复操练50～100次。

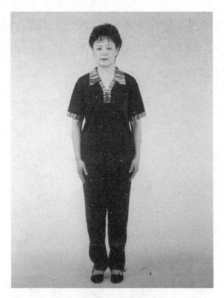

图13　预备式

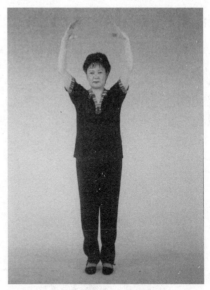

图14　混元桩

由于深长的外呼吸运动，吐故纳新，推动真气旺盛地循经运行，对丹田真气的抟聚效果显著。若每日清晨在花草树木丛生、自然环境优美、空气新鲜之处练功，则身心愉悦，头脑清新，妙用无穷。

第七节　下河车搬运

——真气抟聚法之二

　　真气运行静功五步法完成气通任督以后，在丹田真气不十分充足、真气运行尚不畅旺的情况下，采用真气抟聚法河车搬运的锻炼，有利于旺盛丹田真气，使任督脉和十二经络的气机流畅。

　　河车搬运锻炼，有下河车搬运和上河车搬运两种，各具专门功能。下河车搬运为使任脉下行，心肾相交；上河车搬运促使督脉上升，还精补脑。

　　下河车搬运方法：按照混元坐的练功要领（见混元坐练功方法）安静坐下，使身心松静自然坐10～20分钟。两手十指稍稍松开（图15），以拇指能自由旋转活动为度。两拇指互不摩擦碰撞，沿顺时针方向、内上外下地自然转动（图16），转动速度快慢适宜。自然呼吸，使呼气与转动着的两指密切结合。

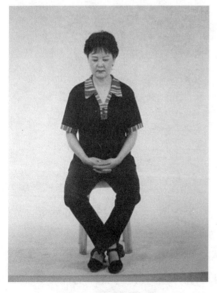 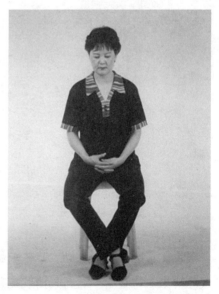

图 15　下河车搬运 1　　　　　　图 16　下河车搬运 2

时间：初学时每天练功次数和练功时间不拘，以多练为好。待锻炼纯熟，则可按时辰、周天度数要求进行，即午时锻炼（退阴符），共做 144 个呼吸（不论两拇指转动快慢如何，呼一次气算一个呼吸）。

反应：下河车搬运锻炼有素者，丹田真气逐渐饱满、充实，任脉畅达，真气源源不断地下入丹田；随着丹田真气的旺盛，或丹田开合，或丹田真气随拇指转动而转动，外呼吸随着拇指密密绵绵地转动，渐渐达到细、匀、深、长的胎息状态。练功至此，意识、呼吸一任自然，似有似无，似醒似寐于一片混沌之中，丹田真气越练越旺、越聚越密，以至于丹田内似有一气丘在旋转，即古时炼养术中的"运丹"。

效果：下河车搬运意在下丹田的真气培养，利用两个拇指的活动，以减少识神意念的活动，培养元神的力量。呼气似有似无地止于两手拇指的旋转上，自然杂念不起。手指旋转前下后上，带动任脉真气下趋丹田，督脉真气上趋百会，真气在丹田充实饱满，致密度越来越高，渐至精气神的高度抟聚。正是：

　　　　　阳降阴升一混元，

　　　　　转指妙法运周天，

　　　　　呼则真息归根蒂，

　　　　　吸时精气养泥丸。

第八节　上河车搬运
——真气抟聚法之三

方法：在混元坐基础上，呼气将完时两手分开，左手握空拳，拳心向里置于丹田（图 17）。

右手握空拳，拳尖向上、拳心向右沿身前正中上升至口鼻处（图 18）。

即注意右手向外向上的运动，高与头平，距额约 40 厘米处，为吸气过程（图 19）。

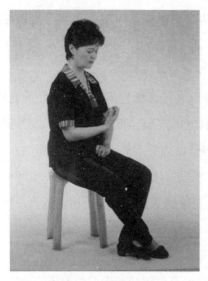

图 17　上河车搬运 1

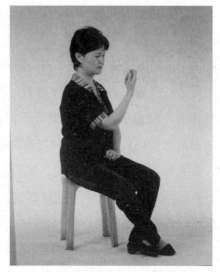

图 18　上河车搬运 2

吸气毕，然后右拳变掌，掌心向前弧形下落（图 20）呼气（呼气与吸气之比为三比一）。

至小腹下缘握空拳，拳心向里上移置于丹田（图 21）。

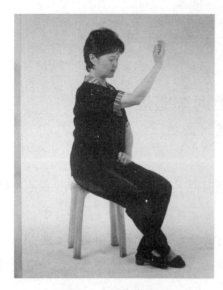

图 19　上河车搬运 3

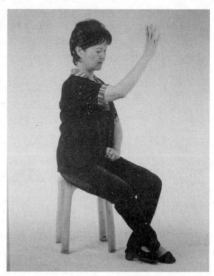

图 20　上河车搬运 4

同时左拳拳尖向上、拳心向左沿身前正中上升至口鼻处（图22）。

即注意左手向外向上的运动，高与头平，距额约40厘米处，为吸气过程（图23）。

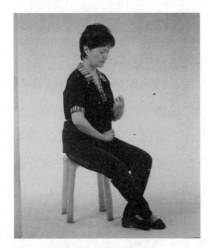

图21　上河车搬运5

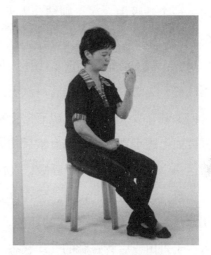

图22　上河车搬运6

吸气毕，然后左拳变掌，掌心向前弧形下落呼气（图24），至小腹下缘握空拳，拳心向里上移置于丹田。

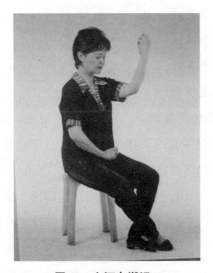

图23　上河车搬运7

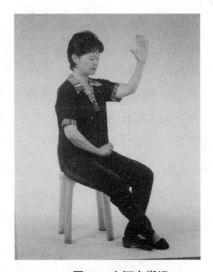

图24　上河车搬运8

如此两手一上一下成一个椭圆形，完成一个呼吸，以手臂运动导引呼吸。

时间：学习训练时，时间、次数不拘，待姿势、动作结合呼吸锻炼纯熟后，一个呼吸为一次，则结合周天度数进行，于子时锻炼（进阳火），以216个呼吸为度。

反应：初练河车搬运时，小周天虽已打通，但真气并不充足，气机活动并不旺盛，只是按一个呼吸行一次上河车搬运的动作导引，或在训练中，随手臂向上升、吸气时督脉气机有向上踊动之趋势，或随下丹田真气的充实饱满程度而上达于百会。训练有素后功夫加深，丹田真气也越发旺盛，则上河车搬运一个导引动作，一个呼吸，气行任督一周天。

效果：河车搬运的设置，旨在以姿势动作导引，替代后天意识，加强下丹田真气的培养及任督真气的环流。行上河车搬运时，意识似守非守、若存若亡于丹田或后背督脉的气动状态，随手臂的上升，使胸腔扩大，呈自然吸气；手臂画弧下落，使胸腔缩小，压缩肺泡呈自然呼气，此非意识主宰，完全依靠动作导引形成的自然呼吸，推动真气沿任督运行，更为自然畅达。正是：

　　　　举手为吸落为呼，

　　　　吸一呼三合入出，

　　　　息息周天通百脉，

　　　　招来一颗夜明珠。

上下河车搬运是在真气运行五步静功的基础上，百想无存，万虑皆消，仅凭姿势、动作导引进一步充实、旺盛丹田真气，并借助呼吸运动促使真气沿任督运行。该法应用得宜，对提高练功境界有很高的实用价值。

功法应用，可结合一日四正时子、午、卯、酉，进阳火、退阴符、沐浴的周天法度。上下河车搬运旨在促进任督子午周天运行。古人所谓子时进阳火、午时退阴符，具体应用则是午时锻炼下河车搬运，子时当练上河车搬运。古人所谓的"卯酉周天"，则是指大周天十二经络、奇经八脉的整体周天行气，真气抟聚法中的混元坐"沐浴"有助于大周天真气氤氲全身，故混元坐当在卯酉时修炼。

在实践中，可按子午卯酉时辰练习，亦可每一次练功中将混元坐、上下河车搬运结合进行。具体安排是：练功开始，以混元坐收视返听，平心静气，渐入练功状态，10～20分钟后先行下河车搬运，以一呼一吸为一息（一次）计，搬运144个呼吸，以应"退阴符"的周天度数。下河车搬运完成后，再行上河车搬运，共216个呼吸，以应"进阳火"的周天度数。如此结合，共计360个呼吸，暗合周天360度之数，对提高练功功力和修持境界有很好的功效。

第九节　五行攒簇
——真气抟聚法之四

天地生成木、火、土、金、水五行属性，维持自然界的生生不息、生态平衡。人秉天地之气生，五脏六腑的功能活动自然以五行攒簇为和谐。五行攒簇功法以中医五行学说为指导，运用五行生克制化的机理，通过姿势动作的导引，结合呼吸运动，促使五脏相互制约、相互助长，以至协调旺盛。五行相生的规律为：土生金、金生水、水生木、木生火、火生土；生中有克，克中有生。五脏取穴是：脾胃在中脘，肺在中府，肾在关元，肝在期门，心在膻中。其炼养方法及姿势、动作导引步骤如下。

方法：瞑目静坐，下颌微收，松肩垂肘，以放松全身；闭口，舌抵上腭，意守丹田；自然呼吸，注意呼气。

第一步：两手食、中二指伸直，无名指、小指自然弯曲，拇指掐于中指第二节横纹处成剑诀，指尖点于心窝部巨阙穴处（图25），呼气；变两手食指掐拇指第二节横纹处，默念"土生金"，两手自心窝部巨阙穴弧形上提至中府穴（锁骨外三分之一处下一寸），同时吸气（图26）。

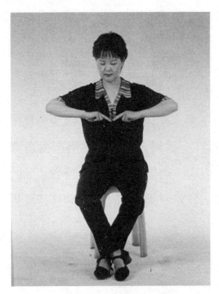

图25　五行攒簇1

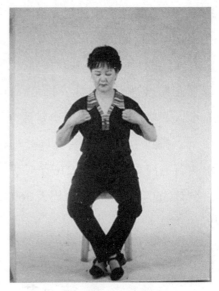

图26　五行攒簇2

第二步：接着呼气开始，即变拇指掐食指第三节横纹处，默念"金生水"，两手同时自中府穴画弧线（图27），经膻中、巨阙穴下移至脐下三寸关元穴（图）28。

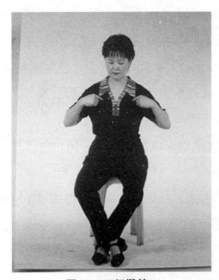

图27　五行攒簇3

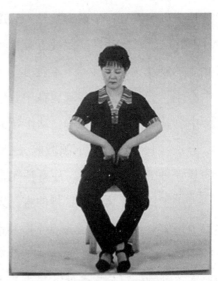

图28　五行攒簇4

第三步：第二个呼吸开始时，位于关元穴处的两手变拇指掐无名指第一节横纹处，掌心向上（图29），默念"水生木"，两手自关元穴向小腹两侧画弧上提（图30），同时吸气，至第九肋骨端与乳中线交界处期门穴（图31）。

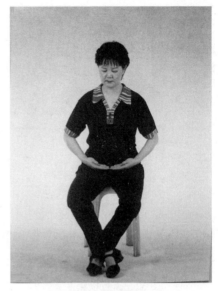

图 29　五行攒簇 5

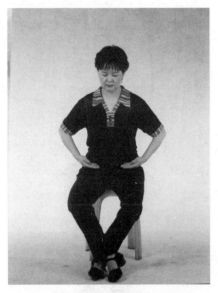

图 30　五行攒簇 6

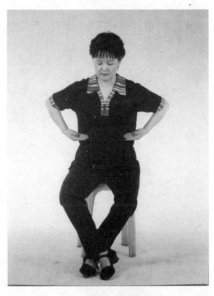

图 31　五行攒簇 7

第四步：再呼气时，两手变拇指掐中指第二节横纹处呈剑诀，默念"木生火"，自期门向上经乳中（图32），横向两乳正中之膻中穴（图33）。

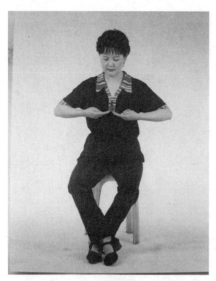
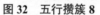

图32　五行攒簇 8

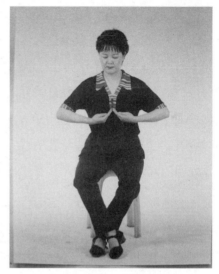

图33　五行攒簇 9

　　第五步：第三个呼吸开始时，吸气手势不变，两手在膻中穴原位置上翻掌，手心朝里（图34）；呼气时，默念"火生土"，两手同时自膻中穴直线下移至心窝部巨阙穴（图35）。

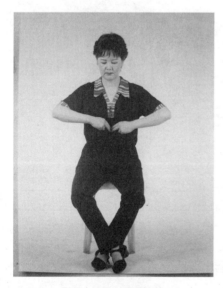

图34　五行攒簇 10

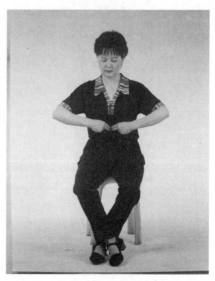

图35　五行攒簇 11

如此三个呼吸为一次，五次为一节，反复操练。

时间：每日练功两次，每次操练十节共五十次 150 个呼吸为宜；若与抟聚法的其他功法结合锻炼，于卯酉时，先练五行攒簇，后练混元坐。

反应：训练有素者，随着默念五行相生口诀和动作导引，体内气机活动感觉明显，如第二步"金生水"，呼气时随两手势自上而下移动，真气即沿任脉下趋丹田；默念"水生木"，吸气时随两手势自下而上移动，足三阳经真气即随之自足上行走腹。反复操练，五脏生机旺盛，真气运行活泼，上、中、下三丹田暖气融融，遍体舒泰，无限生机。

效果：中医阴阳五行学说认为，五脏生理功能活动的相互关系，恰如五行之生克制化，互相制约，互相依存，达到阳秘阴平，避免亢而为害。五行攒簇修炼促使五脏相生、相克的机理进一步发挥，有利于脏腑功能的旺盛和谐。故训练有素者，真气运行活跃，脏腑功能得以旺盛。"攒簇五行"是道家炼丹术中的一个炼养概念，张伯端《金丹四百字》曰："以东魂之木，西魄之金，南神之火，北精之水，中意之土，是为攒簇五行"。意为攒集、簇合五脏之精、神、魂、魄、意相互为用，以达到精气神合一的目的。"天地有五，以生万物"。根据《河图》数理，金四水一，金水相生为一五；木三火二，木火交融为一五，天五生土，中土自家仍是一五。精气神三五抟聚合一，则不仅可使形体不敝，精神不散，而且可以孕育出新的生命讯息。故《悟真篇》有云："三五一都三个字，古今明者实然稀；东三南二同成五，北一西方四共之；戊己自成生数五，三家相会结婴儿；婴儿是一含真气，十月胎圆入圣基。"

第十节　五龙蛰法
——真气抟聚法之五

五龙蛰法原名华山睡功，我们在实践中取其作为真气运行法抟聚真气的高级卧功，功效显著。

方法：松衣宽带，右侧着床，右手呈剑诀置于枕上右额发际处，作抱头势，左手掐子诀置于脐下丹田；右腿在下微屈，左腿自然屈曲，叠放在右腿之上，两腿膝、踝关节错开，避免骨头突出部位触压。卧如弓形，整个体态及四肢形象如五条卧龙（图36），故名五龙蛰法。脚趾微抓，全身放松舒适；闭目合口，舌抵上腭，眼对鼻、鼻对脐，内视丹田，自然呼吸，默默行持。

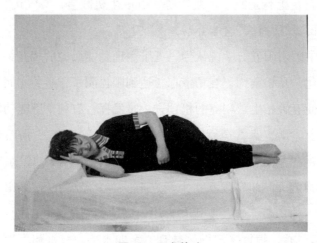

图36 五龙蛰法

时间：五龙蛰法作为一般卧功，随时可练，在练功至高级阶段作为抟聚真气的方法，可在子午时河车搬运后进行锻炼，时间不限，练毕即可入睡。

反应：五龙蛰法，从表相看，是一个全身松柔，受压面极少的弓形卧式，毫无僵滞呆板、阻碍气机之弊，应为休养生息的最佳姿势。然而松中有紧，如右手剑诀以稳头，可使心脑相照，上玄灵明；左手子诀掩生门，真气抟聚有力，丹田充实，任督脉流畅。足三阳经随之上行，肝脾二经，一补心阴，一益心阳，尤其会阴（阴跷脉）跳动，足少阴肾经前合冲脉挟脐上行，合心包以济心阳，后升进入督脉而还精补脑。因此丹田饱满，命门肾间动气活跃，腰背温暖，遍体舒适，神机焕发。

效果：此功练法方便，人人可行，功效因人而异。年老体弱的患者，可作为真气运行法的卧式练功法，既可静卧养神，又能强身健体，防病治病；年轻人习练此法，宁心养神，可以防治失眠、多梦、遗精等。实践证明，练五龙蛰法，体内真气活泼，涌泉穴真气源源不断趋向丹田，腰背舒适，心息相依，进入虚静的佳境，确为抟聚真气的有效手段。故曰：

> 希夷修真隐华山，
>
> 抟气致柔炼金丹，
>
> 龙蛰冬眠添寿算，
>
> 东方睡仙美名传。

第十一节　捻指通经法

人体十二经络是联系内外上下，沟通五脏六腑，运行真气的通路。健康的身体首先是真气的充足，其次还要求真气在经络中畅行。任何经络、任何部位的滞碍都会导致身体的不适或疾病，给健康和长寿带来莫大的影响。捻指通经法旨在通过双手十指的自然捻摩，对经络起止端穴位的刺激，激发、调动气机活动，促进真气在体内经络中的运行，以达到强身健体、防病治病、养生长寿的目的。对中老年保健具有不可忽略的作用。

方法：瞑目静坐，两足平行着地（或两足背相叠如混元坐），两手自然置于两腿上（或自然放置于椅子两边的扶手上），含胸拔背，松肩垂肘，闭口，舌抵上腭，自然呼吸，注意呼气。先以拇指捻摩食指端螺面前缘（右手顺时针方向，左手逆时针方向），不快不慢，捻速适中，自然而然，以知为度；然后变拇指捻摩小指端螺面前缘，方向、速度如前；再变拇指捻摩中指、无名指端纹面前缘；最后再变拇指捻摩另四指端。以体验真气在十二经络中顺畅运行，氤氲全体，酥酥融融，妙不可言。捻指暂停，两手互搓，浴面数遍后收功起坐活动。

效果：该法系真气运行的辅助功法。真法锻炼有素者，真气充足，周天运转，多有体验，辅以该法锻炼，更能促使真气在十二经络中畅行。起势瞑目静坐，调息凝神，意守丹田，注意呼气，体内真气即有运转之神机。捻指一起，捻摩刺激食指端的商阳穴，手阳明大肠经中的真气即随捻势，吸气，自然缓缓上行，沿食指、手臂侧前缘而上，至肩端，向上出于脊椎大椎穴三阳经聚会处，再向前向下入缺盆，上走颈部、面颊、入下齿中、回出夹口两旁，左右交叉于人中，至对侧鼻翼端的迎香穴，与足阳明胃经相接。继续自然捻摩食指，足阳明胃经之真气自鼻翼两侧迎香穴上行，至鼻根部，与足太阳膀胱经相交于目内眦，沿鼻两侧再向下入上齿内，环绕口唇，交于承浆处；再沿腮后下方出下颌大迎、颊车、耳前、上关，沿发际达前额神庭；又从大迎沿喉咙入缺盆，下横膈，经乳头向下挟脐入少腹两侧，下至气冲，下行髀关，抵伏兔部，下膝盖，沿胫骨前缘下足跗，至第二足趾外侧端之厉兑穴；又从跗上分出，入足大趾内侧端隐白穴，与足太阴脾经相接。再继续捻摩食指，足太阴脾经之真气自大趾隐白沿赤白肉际至内踝前，上腿肚，沿胫骨后膝、股内前缘入腹，过横膈上行，挟咽连舌根，散舌下；又过横膈注于心中，终于腋中线六肋间之大包穴，与手少阴心经相接。

至此，变拇指捻摩小指端螺面前缘。手少阴心经之真气即从心胸上行于肺部，向下出于腋窝部，沿手臂内侧后缘，抵掌后锐骨端，入掌内后廉，循小指内侧至末端之少冲穴，与手太阳小肠经相接。手太阳小肠经之真气起于小指外侧端少泽穴，沿手背外侧，出桡骨茎突，直上沿手臂外侧后缘，出肩关节，绕行肩胛，交于三阳之会处大椎，再下入缺盆，沿食管过横膈达胃；又从缺盆部沿颈上面颊，行抵鼻旁，至目内眦入睛明穴，与足太阳膀胱经相接。继续捻摩小指端螺面，足太阳膀胱经之真气自睛明上额，交于颠顶百会，入里回出下行项后，循肩胛内挟脊向下，抵腰中，再从腰中下贯臀，入膝中，沿腓肠肌下出外踝之后，循京骨至小趾外侧之至阴穴，与足少阴肾经相接。足少阴肾经之真气起于足小趾之下，斜向足心涌泉，出然骨下，沿内踝后足跟，上行于腿肚内侧，向上行股内后缘，通向脊椎长强穴，还出于前，上行腹部前正中线旁开半寸，至胸部前旁开二寸，终于锁骨下缘之俞府穴；再从肾向上过肝、贯膈、入肺中，注胸中与手厥阴心包经相接。

至此，再变拇指捻摩中指端螺面前缘。手厥阴心包经之真气起于胸中，下过横膈，从胸至上、中、下三焦；沿胸中出于胁部，至胁下三寸天池穴，上行腋窝中，沿手臂内侧之中，进入掌中，沿中指至指端中冲穴；又从劳宫穴分出，沿无名指至指端关冲穴，与手少阳三焦经相接。继续捻摩中指、无名指端，手少阳三焦经之真气起于无名指之端，上出于四、五掌骨间，沿腕背出前臂外侧桡骨尺骨之间，上过肘尖，沿上臂外侧达肩部，交于三阳聚会处大椎，向前入缺盆，布于胸中；又出缺盆，上走顶部，沿耳后直上至额角，屈而下行至面颊达眶下；又从耳后进入耳中，走耳前，与前脉交叉于面颊部，至目外眦丝竹空穴，与足少阳胆经相接。足少阳胆经之真气自目外眦瞳子髎穴，上达额角，下至耳后，沿颈部至肩，入缺盆；又从目外眦下走大迎，回达目眶下，下行颊车，出颈部下缺盆，入胸中，过横膈再沿胁肋内入少腹两侧腹股沟至阴部毛际；又从缺盆下行腋部，沿侧胸过季胁，下行髋部沿大腿外侧，出膝外侧，下行腓骨前，至外侧踝前缘足背部，入足四趾外侧端窍阴穴；又从足背分出沿一、二趾骨间至大趾端之大敦穴，与足厥阴肝经相接。继续捻摩中指、无名指端螺面前缘，足厥阴肝经之真气自足大趾大敦沿足跗上行，过内踝前上三寸交出于足太阴经之后，至膝内侧，沿股内侧入阴毛中，绕阴部达少腹；上过横膈，布于胁肋，沿喉咙后入鼻咽部，连于目系，上出前额，与督脉会于颠顶；又从肝分出，过膈上注于肺，与手太阴肺经相接。

真气随呼气沿手太阴肺经运行，即变拇指捻摩食指端螺面。真气从肺系横出中府，向下沿上臂内侧前缘，至肘窝，入寸口，过鱼际边缘，出拇指内侧端之少商穴；又从寸口列缺穴分出，行食指内侧至指端商阳穴，与手阳明大肠经相接。

真气沿十二经络循行一周后，即变拇指捻摩四指指端螺面，同时刺激手经起止之少商、商阳、少冲、少泽、中冲、关冲诸穴，以手经带动足经真气之畅行。

　　以上所述，为捻指时真气畅通于十二经的起止路径，而气之所至，经络感传酥酥然，形状之粗细、感传之程度又随经络的敏感度及个人的功力不等而不同，感传尤以每经的终始点为甚，如手三阴经气至，胸胁舒畅，豁然开朗；手三阳经气至，口鼻宽舒，呼吸通利。气至足三阳经，为冲阳、丘墟、昆仑等穴处，都有饱满聚气之感；足三阴气至，如会阴、生殖器等处都有明显的酥痒之感觉。捻指一起，气从手太阴肺经始，渐至足厥阴肝经止，达到十二经遍行，五指共捻时，则人神共会，窈窈冥冥，处于胎息状态，全身轻松、舒泰，如沐春风。凡经络滞塞为害者，均有良效。

　　功理：捻指通经法基于针灸原理的应用。针灸之用，《灵枢·九针十二原》说："欲以微针通其经脉，调其气血，营其逆顺出入之会。""凡用针者，虚则实之，满则泄之，宛陈则除之，邪胜则虚之"。主要是补其真气，泻其邪气，疏达经气，以令其和。捻指通经法之所以捻摩指端螺面前缘，盖手三阴三阳之经皆终始于此。

　　《灵枢·本输》指出："凡刺之道，必通十二经之所终始"。"肺出于少商，少商者，手大指端内侧也；心（包）出于中冲，中冲者，手中指之端也；三焦者，上合手少阳，出于关冲，关冲者，手小指次指之端也；手太阳小肠者上合手少阴，出于少泽，少泽，小指之端也；大肠上合手阳明，出于商阳，商阳，大指次指之端也。"刺激手指指端之经络终始穴，有通十二经之用。

　　《针经》有"刺十二经之原，非治疾也，为和神也"之说，捻摩刺激经络终始之穴，不仅能疏通经气，排病治疾，更有益气和神之功效。捻指的方法，右手顺时针捻转，左手逆时针捻转。《针灸大全》中之《金针赋》说："夫补泻之法，妙在呼吸手指。"盖手足三阳，从手走头而头走足；手足三阴，从足走腹而胸走手。"阴升阳降，出入之机。逆之者为泻、为迎，顺之者为补、为随"；"大指进前左转，呼之为补，退后右转，吸之为泻。"

　　捻指时，右手拇指在食指端螺面左进右退顺时针方向捻摩，呼气时手三阴由胸走手，吸气时手三阳由手走头，为补为随；左手方向相反，同样是呼气时阴经由胸走手，吸气时阳经由手走头，也是为补为随。真气运行法功能培育真气，疏通经络，促进生命活动有序化。捻指通经法正是这一功用的辅助补充，可起到相得益彰之效。

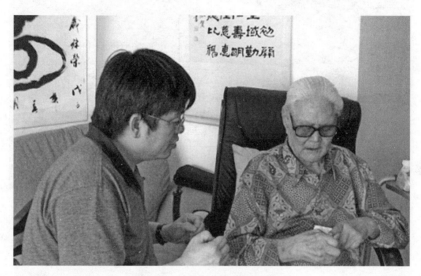

图 37　李老亲传捻指通经法 1

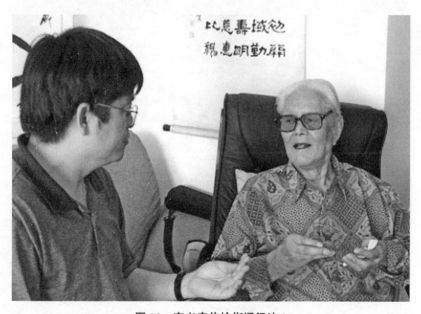

图 38　李老亲传捻指通经法 2

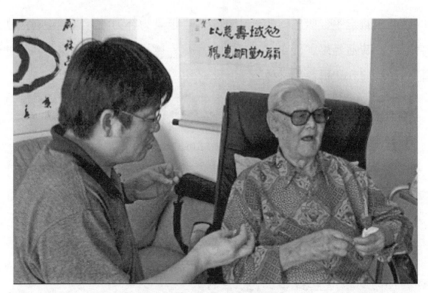

图 39　李老亲传捻指通经法 3

第三章 真气运行法临床观察

第一节 真气运行法对人体生理变化的影响

通过临床研究观察发现，真气运行五步法对人体生理的影响有以下几个方面。

一、主观感觉

临床观察总结了共性程度较高的一些主观感觉，在34例中观察到下列各种感觉出现率为：

心窝温热：25人，占73.5%；

心窝沉重：22人，占64.7%；

肠鸣矢气：30人，占88.2%；

丹田温热：29人，占85.3%；

丹田开阖：18人，占52.9%；

丹田运转：22人，占64.7%；

丹田饱满：24人，占70.6%；

丹田蕴珠：18人，占52.9%；

会阴跳动：21 人，占 61.8%；

尾闾气动：20 人，占 58.8%；

命门气动：19 人，占 55.9%；

两肾汤煎：22 人，占 64.7%；

项背强急：14 人，占 41.2%；

玉枕阻遏：25 人，占 73.5%；

环头拘紧：19 人，占 55.9%；

玉枕通气：29 人，占 88.2%；

玉枕轰隆响：5 人，占 14.7%；

头箍松解：19 人，占 55.9%；

头皮奇痒：21 人，占 61.8%；

百会灵动：23 人，占 67.6%；

印堂拘紧：24 人，占 70.6%；

舌尖颤麻：17 人，占 50.0%；

口中津液甘醇：13 人，占 38.2%；

头微昏晕：17 人，占 50.0%。

二、经穴电量与皮肤温度

1. 经穴导电量

参照经穴导电量的数据，从生物电变化证明，哪个部位出现感觉，则那个部位的经穴导电量显著升高。

临床观测任督两脉上的重点穴位，发现练功前和通督过程中的最高值相比竟高达数倍。如对 30 名受测者的统计，丹田功前为 7.7 微安，功后为 50.5 微安；百会功前为 11.6 微安，功后为 79.1 微安，其余穴位也大致如此。

2. 经穴皮肤温度

观测的一些重点穴位，功后都较功前有上升，尤其是劳宫穴，曾观测到平均上升 4 ～ 7 摄氏度的数值。

第二节　真气运行法临床验证

临床观察治疗各系统 40 余个病种，都有一定疗效。

一、高血压

59 例，以原发性高血压病 I 期为主，验证结果：显效者 40 例，占 68%；好转者 12 例，占 20.3%；无效者 7 例，占 11.8%；总有效率 88.3%。以严格的统计学标准筛选出来的 28 例资料来分析：收缩压和舒张压下降的平均值在 33.41±0.8/20.10±1.0mmHg。其 P 值均小于 0.01，有显著性差异。自觉症状，如头痛、头昏、耳鸣等，均可伴随"通督"而消失；眩晕、心悸、气短、肾功能改善为百分之百；17 例心电图异常者中 2 例恢复正常。

二、冠心病

经对已确诊为冠心病的 40 例患者举办练功学习班，纯以教学练功为手段，进行冠心病症状以及合并症等方面的观察总结，认为其疗效是显著的。患者多为老年，平均 65 岁左右。男 14 例，女 26 例；心肌梗死 5 例，心肌供血不足 35 例。练功通督 35 人，占 87.5%，其余为第三至四步功。累计总练功时间平均 500 小时。根据临床症状和心电图比较，恢复正常者 18 例，显效及好转者 19 例，无变化者 3 例。恢复正常及显著好转占 92.5%。从练功前后心电图比较，71% 的患者 T 波 ST 段有明显的恢复，达到大致正常范围。冠心病各种临床症状均有明显改善，极大地减轻了患者恐惧心理。

观察还发现，不但冠心病好转，患者其他各种兼症也都有不同程度的改善。例如糖尿病、高血压、脑缺血、脑萎缩、经常头痛、下肢水肿、胃病、胆囊炎、脂肪肝、泌尿系感染、肾结石、气管炎、鼻窦炎、关节疼（炎）、耳聋、眼底出血、癌症等。发现这些病症和冠心病的改善相一致，86% 兼症痊愈或改善。有的效果神奇，比如肾结石消失，耳聋复聪，眼底出血吸收复明，癌症 3 例（均术后）保持健康，体力增加等。对导致冠心病的糖尿病、高血压、高脂血症，经化验检查，均有明显改善。由此可见，真气运行法作用于人体具有全面调整意义。这一作用是药物所不及的。

三、胃下垂

55 例，病程最短的六个月，最长的达二十五年。其中病情较重，X 线拍片胃角切迹在髂嵴连线下 4.6 ～ 10.0 厘米者 22 例，占 40%。55 例治疗结果：痊愈者 14 例，占 25.4%；显效者 12 例，占 21.8%；好转者 17 例，占 30.9%；无效者 12 例，占 21.8%；总有效率为 78.2%。自觉症状：消失者为 76.6%；明显减轻者为 10.4%；好转者为 6.5%；无效者为 6.5%。绝大多数的人都增加了体重，改善了体质。

四、慢性萎缩性胃炎

通过真气运行法治疗经胃镜及病理学检查符合慢性萎缩性胃炎的 54 例，临床观察发现，本组病例均有不同程度的消化道症状，其中以脘腹胀满疼痛，食欲不振，小腹胀满，乏力消瘦，口淡无味，大便不畅为主要不适，脉象沉细或弦细，舌苔薄白或薄黄，舌体多胖大有齿痕。所有病人均集中练功，按练功进程讲课，由带功老师辅导，每日练功 4 次，每次 40 分钟，治疗时间三个月，每十天记录一次练功后的感觉和治疗效果，三个月后做胃镜复查以检验疗效。54 例中显效者 34 例，好转者 19 例，显效占 62.96%。

五、慢性肝炎及早期肝硬化

23 例，临床症状消失者占 70%，总血浆蛋白平均增加 0.32 克，白蛋白平均增加 0.09 克。淋巴细胞转化率平均上升 26.12%，个别还升到 39.5%，说明免疫功能加强，病机逆转。但部分患者肝功化验的数值改变得却不够理想。

六、恶性肿瘤

观察各种恶性肿瘤患者 18 例，男 15 例，女 3 例；年龄最小 27 岁，最大 58 岁；病程最长者 23 年，最短者一个月。18 例中，原发性肝癌 4 例，胃癌 4 例，结肠癌 3 例，非何杰金氏恶性淋巴瘤 3 例，胰头癌 1 例，肠系膜脂肪肉瘤 1 例，乳腺癌 1 例，睾丸胚胎性癌 1 例。以抗癌化学药物为主治疗的有 17 例，中草药治疗为主的 1 例。18 例恶性肿瘤患者均配合练"真气运行法"。练功前测血干扰素均为 0，经练功 1～3 个月，全部病例均测出了干扰素，其中最低者为 2 单位 / 毫米，最高者为 16 单位 / 毫米，平均 6 单位 / 毫米。所有患者的自觉症状改善，对化疗的耐受性增强。

七、痹证

观察痹证患者 30 例，男性 16 例，女性 14 例；年龄最大 60 岁，最小 23 岁；病程最长 20 年，最短不足 6 个月。其中类风湿性关节炎 24 例，风湿性关节炎 3 例，退行性骨关节病 3 例。主要临床表现为关节、筋骨、肌肉疼痛或肿胀、麻木、重着、强硬，以及关节屈伸不利、畸形和肌肉萎缩。所有病人均集中练功，由带功老师辅导，每日练功 3 次，每次 40 分钟。结果临床治愈 11 例（疼痛、肿胀、僵硬均消失，功能状态正常）；显效 8 例（疼痛、肿胀、僵硬明显减轻，功能状态明显改善）；有效 10 例（疼痛、肿胀、僵硬均有减轻，功能状态略有改善）；无效 1 例（疼痛略有减轻或无变化，肿胀、僵硬、功能状态均无变化）。

八、神经衰弱

神经衰弱是临床上比较多见的一种精神系统疾病，以失眠、多梦、头晕、头痛、急躁易怒、疲乏无力、记忆力减退、饮食减少、四肢腱反射对称活跃（主要查肱二头肌、膝腱反射）、三颤（眼睑、舌尖、手，其中以眼睑为主）等十项临床表现中，有包括失眠的在内的六项以上即可诊断。运用真气运行法治疗 31 例神经衰弱的患者，男性 18 例，女性 13 例；职业：中学生 5 例，教师 12 例，工人 7 例，其他 7 例；年龄：最大为 67 岁，最小为 17 岁。采用垂腿坐式练功法为唯一治疗手段，每日练功 5 次，每次 25 ～ 40 分钟。五步功法完成后继续练功，满百日者进行疗效判定。结果，31 例患者中痊愈 20 例，显效 8 例，有效 3 例。在观察的十项临床表现中，都有改善（或消失），没有一例无改变者。练功 100 天后有 17 位患者通督。

第四章 真气运行针灸实践

李少波老师长期从事针灸治疗，将真气运行的理论贯穿其中，临床疗效卓著，深受患者好评，我们根据老师的经验，运用于临床，疗效显著。根据老师的口授，将老师独特的经验整理如下。

第一节 真气运行刺法要领

人体健康以真气正常运行为本，一切疾病皆因真气不足或运行不畅所致，若使真气充足调顺，诸病皆愈。所以，真气运行针刺法以真气运行的自然规律为根据，以补益真气和通畅经络为目的，以针刺手法为手段，达到补虚泻实、疏通经络的效果。

李少波老师认为，真气所受于天，吸入的氧气和摄入的谷气在组织水平化生成真气（能量），激活人体经络，而脏腑经络的真气状态始终随昼夜四时等时间节律波动。

一、迎随补泻法

经络的真气走向是有规律的，手三阴经真气从胸腹走向手，手三阳经真气从手走向头，足三阳经从头走向足，足三阴经从足走向腹。经络畅通，真气畅行，人即健康，所以李少波老师强调，一切虚证的治疗措施都是要"顺经络真气走向"针刺并且留针时间要长，一切实证的治疗措施都是要"逆经络真气走向"针刺并且留针时间要短，这样才能起到补虚泻实的效果。有歌诀如下：

> 三阴三阳气血分，
>
> 凝滞全凭用金针，
>
> 左指点穴知真所，
>
> 右手持针需静心，
>
> 补要久留虚不虚，
>
> 泻要去疾实不侵，
>
> 迎气之来夺出窍，
>
> 随气之去培本真。

二、呼吸补泻法

呼吸补泻是指进针、出针时配合病人呼吸来进行补泻的方法，是针刺基本手法之一。

《素问·离合真邪论》："吸则内针，无令气忤，静以久留，无令邪布，吸则转针，以得气为故，候呼引针，呼尽乃去，大气皆出，故命曰泻"。"呼尽内针，静以久留，以气至为故，如待所贵，不知日暮，其气以至，适而自护，候吸引针，气不得出，各在其处，推合其门，令神气存，大气留止，故命曰补。"

李少波老师认为，人们吸气时全身体表组织像胸腔扩张一样也是向外膨胀的，只是幅度较小，不易被察觉罢了。顺应经络组织的这种变化趋势即为补法，即针气相顺为补；逆反经络组织的这种变化趋势即为泻法，即针气相逆为泻。根据这一原则，在患者吸气时进针、吸气时捻针以求得气、呼气时出针均为泻法，呼气时进针、吸气时出针并按压针孔即为补法。

三、闭穴补泻法

闭穴补泻法是指起针时对针孔采取的手法，不同的手法可以取得不同的补泻效果。李老师说，速取针慢闭穴的手法是泻法，可用于实证患者，慢起针速闭穴的手法是补法，可用于体质虚弱的患者。

四、左手通经手法

右手持针进针后行雀啄式提插捻转的同时，如在手足三阴经，左手向心性按摩相应经络，如在手足三阳经，左手离心性按摩相应经络，通过"以意通经广按摩"的方法，保持经络真气运行的畅通。

第二节 真气运行取穴特点

一、按照脏腑对应的时辰取穴

中医早就发现，十二脏腑经络的气血盛衰变化与十二时辰有着天然的对应关系，当明确病变的脏腑经络后，可以在相应的时辰，选择与该脏腑经络相关的穴位（脏腑的俞募穴及该条经络上的穴位）进行治疗，往往能够取得显著的临床疗效。

古人为了便于记忆，编写了十二脏腑与十二时辰对应关系歌诀：

> 肺寅大卯胃辰宫，
>
> 脾巳心午小未中，
>
> 申膀酉肾心包戌，
>
> 亥焦子胆丑肝通。

以下是十二脏腑经络与十二时辰关系（表1）：

表1　十二脏腑经络与十二时辰关系

时辰	脏腑经络	现代时间
子	胆	23：00～1：00
丑	肝	1：00～3：00
寅	肺	3：00～5：00
卯	大肠	5：00～7：00
辰	胃	7：00～9：00
巳	脾	9：00～11：00
午	心	11：00～13：00
未	小肠	13：00～15：00
申	膀胱	15：00～17：00
酉	肾	17：00～19：00
戌	心包	19：00～21：00
亥	三焦	21：00～23：00

举例：一男性患者，因胆囊炎做胆囊摘除术后，腹部疼痛不止，在夜里12点（子时），取胆俞（双）、肝俞（双）、膈俞（双），针刺后疼痛立即缓解。

二、俞募选穴

"募"有聚集、汇合之意。募穴是脏腑经气结聚于胸腹部的腧穴，均位于胸腹部有关经脉上，其位置与其相关脏腑所处部位相近，针刺这些穴位对相应脏腑具有明显的调节作用。

十二脏腑共有十二募穴，其所在部位见下（表2）：

表 2 十二募穴所在部位

脏腑名称	募穴名称	募穴部位
肺	中府	两手叉腰立正，锁骨外侧端下缘的三角窝中心是云门穴，由此窝正中垂直往下推一条肋骨（平第一肋间隙）处即是
心	巨阙	巨阙穴位于上腹部，前正中线上，当脐中上 6 寸
肝	期门	位于胸部，当乳头直下，第六肋间隙，前正中线旁开 4 寸
脾	章门	位于人体的侧腹部，当第十一肋游离端的下方
肾	京门	在侧腰部，章门后 1.8 寸，当第十二肋骨游离端的下方
心包	膻中	在体前正中线，两乳头连线之中点
胃	中脘	胸骨下端和肚脐连接线中点即是
胆	日月	位于人体上腹部，当乳头直下，第七肋间隙，前正中线旁开 4 寸
大肠	天枢	脐中旁开 2 寸
膀胱	中极	体前正中线，脐下 4 寸
小肠	关元	在脐下 3 寸，腹中线上
三焦	石门	位于人体的下腹部，前正中线上，当脐中下 2 寸

举例：李少波老师早年工作在甘南地区，遇一男性患者，胃痛日久，经常吐血，常常大便白色节片，诊断为绦虫病，食用槟榔、使君子等药无效，就诊时取胃的募穴中脘，针刺后自觉有东西缩到肚脐部，然后嘱咐患者嚼服大剂量炒槟榔，并喝大黄水，药后不久患者排出完整绦虫两条，自此胃痛及绦虫病痊愈（注意：服用大剂量槟榔后如果意识不清，应对症处理）。

"俞穴"是各脏腑之气输注到背部膀胱经的相应部位，这些部位离相关脏腑最近，在这里进行干预，可以直接调节相应脏腑的功能，起到防病治病的作用。

十二脏腑有十二俞穴，各俞穴的具体位置如下（表 3）：

表3 十二俞穴具体位置

脏腑名称	俞穴名称	俞穴位置
肺	肺俞	在背部，当第三胸椎棘突下，旁开 1.5 寸
心包	厥阴俞	在背部，当第四胸椎棘突下，旁开 1.5 寸
心	心俞	在背部，当第五胸椎棘突下，旁开 1.5 寸
肝	肝俞	在背部，当第九胸椎棘突下，旁开 1.5 寸
胆	胆俞	在背部，当第十胸椎棘突下，旁开 1.5 寸
脾	脾俞	在背部，当第十一胸椎棘突下，旁开 1.5 寸
胃	胃俞	在背部，当第十二胸椎棘突下，旁开 1.5 寸
三焦	三焦俞	在腰部，当第一腰椎棘突下，旁开 1.5 寸
肾	肾俞	在腰部，当第二腰椎棘突下，旁开 1.5 寸
大肠	大肠俞	在腰部，当第四腰椎棘突下，旁开 1.5 寸
小肠	小肠俞	在骶部，当骶正中嵴旁开 1.5 寸，平第一骶后孔
膀胱	膀胱俞	在骶部，当骶正中嵴旁开 1.5 寸，平第二骶后孔

三、督脉取穴

督脉总督一身阳气，是人体最为重要的经脉之一，对于疑难病症，取督脉穴位可以起到很好的效果。

举例：

小儿麻痹：腰俞是关键要穴，疗效很好，离开此穴疗效就差。可以适当配合其他穴位，不需留针，3～5日针刺一次即可。只要治疗及时，坚持治疗，多可取得佳效。

精神分裂症：风府穴是关键要穴，疗效很好。李少波老师回忆，曾遇一女性精神分裂症患者，骂人毁物，胡言乱语，狂奔，针刺风府穴后，病情立即缓解，连续治疗数次即告痊愈。

四、循经取穴

根据痛苦部位，确定病变所在脏腑经络，在相应的经络上取穴。

举例：

肠梗阻：是临床常见病，患者很痛苦，针刺公孙穴（双）、内关穴（双），可以迅速缓解痛苦，李老师治疗肠梗阻无数，屡试屡效，曾被藏民当做活佛敬仰。老师回忆，一女生打篮球后口渴，暴饮凉水，欲吐不能吐，欲大便不能大便，血压降低，体温不高，一天一夜不能缓解，腹部听诊有气过水声，诊断为肠梗阻，针灸两侧公孙、两侧内关，公孙和内关针感传至腹部后腹痛立即缓解，肠鸣欲吐，沿背部膀胱经按摩后，呕吐大量清水，即刻缓解，又给大黄附子细辛汤一剂，病即痊愈。另一例男性患者，患肠梗阻准备手术治疗，李老师给患者针刺两侧公孙、两侧内关穴，几分钟后，矢气频频，腹痛缓解，服大黄附子细辛汤一剂，先煎附子，最后下大黄，煎10分钟。服药后排出大量大便，疾病告愈，免于手术。

非肠梗阻腹痛针刺公孙穴也有佳效。我们在临床上遇到一例肾功能衰竭、心功能衰竭、转移性肝癌患者，上腹部胀硬疼痛拒按，大便不通，西药止痛药不能缓解，给患者针刺双侧公孙穴十分钟左右，腹痛即缓解。另一例男性患者因进食生冷，腹痛持续十二小时，针刺双侧公孙穴两分钟立即缓解，且未反复。

蛔虫性肠梗阻：老师针刺治疗蛔虫性肠梗阻疗效很好，常用穴位有中脘、大横（双）、关元、足三里（双），其中大横是治疗蛔虫梗阻的主要穴位。老师回忆一女性成年患者，因常人畜共饮一池水，一次酒后腹痛，考虑蛔虫性肠梗阻，给针刺中脘、大横（双）、关元、足三里（双）后，腹痛立即缓解，随后大便排出47条蛔虫，疾病告愈。

流产：目前很少有人用针刺治疗先兆流产，李少波老师体会针刺防治先兆流产效果可靠。常用穴位为公孙（双）、内关（双），并加服中药柴胡、黄芩、白术、白芍，一般一次即愈。

老师强调指出，心里一定要明白每条经络经气的走向！先兆流产不可针足三里，因为足三里经气是向下行的，而公孙经气是向上行的。

该组穴位对月经不调、痛经也有很好疗效。

老师回忆，一女性患者，怀孕期间阴道流血，出现流产预兆，先针刺公孙（双），患者自觉经气上行至腹部，阴道出血即止，加服中药柴胡、黄芩、白术、白芍，一次即愈。

胃火牙痛：老师经验，胃火牙痛，只需针刺双侧足三里穴即可取得速效。回忆一男性患者，牙痛头痛数日，面红，诊断胃火上攻牙痛，针刺双足三里穴后牙痛迅速缓解。

腰腿疼痛：突发一侧腰腿疼痛临床常见，或为扭伤，或为腰椎间盘突出，影响患者行走，老师经验针刺患侧阳陵泉穴疗效迅速可靠。回忆一女性患者，突然腰痛不能直立，一条腿不能伸开，针刺患侧阳陵泉穴，一针即愈。

五、筋上取穴

原理及针刺方法详见下述。

第三节 真气运行针筋法实践

一、针筋法简介

虽然很多人把浅表的静脉血管称为青筋，但静脉的青筋不是"筋"，中医的"筋"指的是解剖学上的肌腱。

针灸学上，一般多讲针刺不能针刺到筋上，因为穴位基本不在筋上。

李少波老师的三叔李戊庚，又名李世三，擅长针筋治疗运动系统疾病，认为在筋上扎针效果更显著。

早在《黄帝内经》中已有针筋记载。《素问·针解·第五十四》："一针皮、二针肉、三针脉、四针筋、五针骨、六针调阴阳、七针益精、八针除风、九针通九窍除三百六十五节气。"

《黄帝内经》中还记载了针刺筋骨的危害。《素问·四时刺逆从论篇第六十四》："春刺筋骨，血气内着，令人腹胀"；"夏刺筋骨，血气上逆，令人善怒"；"秋刺筋骨，血气内散，令人寒栗"。

关于针筋治疗筋痹的临床应用，《黄帝内经·灵枢·官针第七》："关刺者，直刺左右尽筋上，以取筋痹，慎无出血，此肝之应也"。

对于用针筋法治疗无效的筋痹，可以针刺肌肉之间来治疗。《素问·长刺节论篇第五十五》："病在筋，筋挛节痛，不可以行，名曰筋痹。刺筋上为故，刺分肉间，不可中骨也。病起筋灵病已止。"

二、针筋法的取穴与操作方法

患病肢体放在舒适的姿势，暴露病变肌肉相关肌腱，左手拇指和食指固定需要针刺的肌腱。用细短针，每次一针，右手持针，垂直缓慢刺入，针感明显时停止，刺入深度以不超过肌腱厚度为准，不行提插捻转手法。

对于运动损伤性肌肉疼痛的患者，刺入后令患者活动患病肢体，疼痛消失即可起针，如果疼痛不消失，可将针退至皮下，重新调整方向刺入肌腱，直至针感出现，疼痛消失，不必留针。对于运动损伤日久、肌肉瘫痪者，可以留针半小时。

三、临床适应证

运动性肌肉损伤疼痛、肢体活动受限、瘫痪等；其他原因所致的局部肌肉疼痛，活动加重者。

四、针筋法的临床实践

在李少波老师讲针筋法的临床应用时，提到多名舞蹈演员由于筋伤不能舞蹈，用真气运行五步法配合针筋方法后治愈的案例。我们在临床上单独使用针筋法治疗运动系统疾病，也取得了不错的效果。

例1　患者，女，舞蹈演员，由于舞蹈不慎造成损伤，致使脚尖下垂，不能走路，经西医治疗无效。先让患者练真气运行法三天，然后在跟腱平整处，用细短针垂直缓慢进针，针感明显时停止，每次一针，隔天一次，五六次后走路明显改善，逐渐痊愈。

例2　患者，女，自觉左侧股膝疼痛，屈伸时疼痛加重，病历月余，内服中西药物及外用膏药，病情不见好转。让患者平卧，取左侧髌骨下肌腱（股四头肌肌腱），用细短针垂直缓慢进针，针感明显时停止，并嘱患者活动患肢，直至疼痛缓解，留针30分钟。第二天随访，疼痛无反复。

第四节　艾灸要领

1. 艾灸的适应证。艾灸借助艾的热力，不仅可用于治疗中医讲的阴寒病证，如肺寒咳嗽、胃寒腹痛呕吐、脾虚泄泻、肾虚腰痛遗尿、风寒湿痹等，也可用于中医的阳热病证，如疮痈肿痛。对于气滞血瘀导致的麻木痛痒均可使用。

2. 施灸前先让患者放松，避免恐惧烫伤，一般不要出灸疮。

3. 艾灸的补泻方法。重灸为泻法，温灸为补法。

4. 艾灸的剂量。根据艾灸反应确定，灸到舒服为止，即疼痛者灸到不痛为止，瘙痒者灸到不痒为止，麻者灸到不麻为止，以适为度。

5. 治疗皮肤疮痈时，不要用艾条，而是用艾柱灸疮痈的周围，不要灸得太厉害，感到疼痛逐渐减轻直至消失为止。

第五章　真气运行小儿推拿法

第一节　小儿疾病特点

小儿脏腑娇嫩，为稚阴稚阳之体，容易感受外邪，出现无汗、发热、咳嗽、流涕、鼻塞等；饮食不知饥饱，容易饮食积滞，出现拒食、腹胀、腹泻、尿少等。

不会言说自己的痛苦，全靠父母观察和医生分析判断，所以儿科又称哑科；小儿不通道理，行为全凭天性，小儿不愿吃药，所以需要强制施行灌药或打针输液，药物治疗比较困难。

鉴于以上特点，李少波老师在非药物疗法上积累了宝贵的经验，尤其擅长用推拿治疗常见的外感发热、泄泻等儿科疾病，这些方法简便易学，疗效迅速。

第二节　经穴选择特色

1. 小儿腹中疾病，症见腹胀、腹痛拒按、呕吐、泄泻、吃奶不好，可取足阳明胃经穴位足三里、内庭，配合针刺治疗，快针，不留针。

2. 小儿胸腹疾病可选择上肢手部的三阴三阳经，尤其是手太阳小肠经和手阳明大肠经推拿。

3. 发热选取足太阳膀胱经推拿。

第三节　真气运行小儿推拿操作方法

恩师李少波于20世纪90年代，将他精心创立的真气运行小儿推拿法授于我们，经过真气堂二十余年不断地实践与锤炼，数万病例的总结，形成了成熟、安全、见效迅速的治疗规范，充分彰显了中医简便验廉的特色。

真气运行小儿推拿法对小儿脾虚、疳积、纳差、厌食、偏食、挑食及各种急慢性腹泻、便秘、体虚反复感冒者，疗效迅速持久，治疗三周左右，或佐以中药配合调理，都会有不同程度改善或彻底治愈，使小儿纳食增加，抵抗力提高，身体状况明显改善。

第一步，推五指经

施术者双手相叠，用两手的食指、中指夹持患者手指，两手拇指立轮旋转成一圆形，从患者指腹的近心端向指尖方向交错轮推。先从患者左手开始，依次轮推大拇指、食指、中指、无名指、小拇指指腹，每一指立轮推300次，约1分钟10秒（图40～图44）。

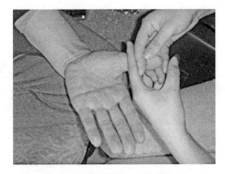

图40　推五指经（大拇指）

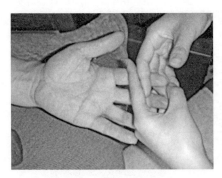

图 41　推五指经（食指）

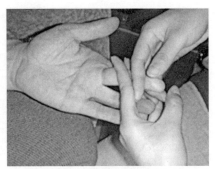

图 42　推五指经（中指）

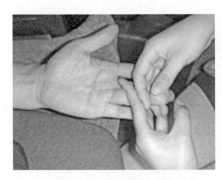

图 43　推五指经（无名指）

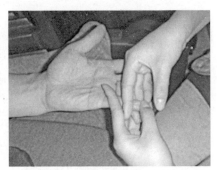

图 44　推五指经（小拇指）

第二步，旋推手掌大小鱼际

大鱼际属脾土，小鱼际属水。施术者双手端持患者手，以右手拇指腹从小鱼际旋推至大鱼际一圈，称为运水入土；反之，施术者左手大拇指腹从大鱼际旋推至小鱼际一圈，称为运土入水（图 45、46）。

纳呆脾弱、消化不良者，平补水土，左右各 30 ～ 50 圈；若腹泻需运土入水，旋推 50 圈；若大便干则运水入土，旋推 50 圈。约需两分钟，80 ～ 100 圈即可。

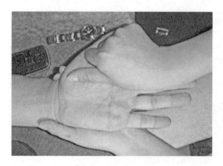
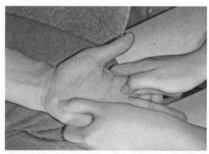

图45　运水入土　　　　　　　　　　　图46　运土入水

第三步，运八卦

先推运左手心，施术者左手托住患者手背，以右手大拇指腹顺时针旋推一圈为泻法；反之，施术者以右手托患者手背，左手大拇指腹逆时针旋推一圈为补法。（图47～图49）。

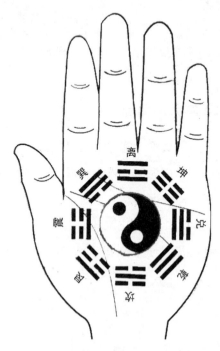

图47　手掌八卦图

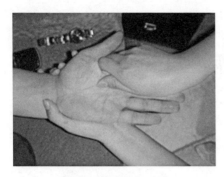

图 48　顺（逆）时针

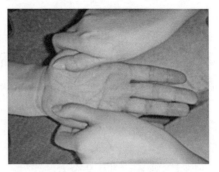

图 49　平补平泻

若脾虚纳呆、形单体薄、消化不良者，则平补平泻，顺时针逆时针各推 50 圈；若腹泻者，则逆时针推 50 圈，顺时针推 25 圈；若便秘、便干者，则顺时针推 50 圈，逆时针推 25 圈。

第四步，推三关，泻六腑

施术者左手托持患者小鱼际内侧，右手握拳，大拇指外展，用大拇指内侧缘，快速推手阳明大肠经，从列缺至曲池，谓之推三关。右手展开，右手食、中指快速摩刮前臂内侧尺部手太阳小肠经，从小海至阳谷，谓之泻六腑。腹泻，推三关 50 次；便秘，泻六腑 50 次；平补平泻各 25 次。

第五步，捏脊通经

从尾骨旁开一寸五开始，两手食指相对平置，拇指夹持背部膀胱经皮部经筋，均匀捏提，捏提至大椎穴旁开一寸五便止，一共七遍，至第五遍时，到达脾、胃俞穴时，将经筋捏提弹开一次，令发出"啪"的响声，六七遍均如此，对腹泻、腹胀、急性腹痛效果绝佳。

以上治疗总约二十五分钟或半小时即可。

第四节　临床应用举例

一、病例

例1　冯某，男，9个月

就诊时间：2011年10月25日

外感发烧，体温39.4摄氏度，大便稀水样，每日4～5次，发烧时手凉，流清涕，脉细滑数，舌质淡，苔中间厚。证属外感寒邪，内有积滞，治宜解表散寒，消积化滞。

治疗手法：推五指经，平调水土，运八卦，推三关，捏脊通经。

治疗过程：

1. 推五指经，每指推运300次左右。

2. 然后运双手八卦，手心渐渐汗出。

3. 推上三关左右各50遍。

4. 捏脊通经，向上提捏太阳膀胱经7遍，提捏至脊背微微出汗，两手稍热，体温降1摄氏度。

5. 平调水土两次后，大便略成形。体温从39摄氏度降至37.5摄氏度，治疗三次，热退，体温正常，纳食渐增，5天后大便正常，外感彻愈，诸症均愈。

例2　秦某，女，4岁

就诊时间：2011年10月16日

恶心、呕吐，腹泻，流涕，稍咳嗽，脉细稍滑，舌淡稍青。外感伤寒，中伤脾阳，治以解表和胃。

治疗手法：推五指经，运八卦，捏脊通经。

治疗过程：

1. 分推十指末端指腹。

2. 平补平泻各 300 次左右。

3. 运双手八卦，顺逆各五十遍，手心微出汗。

4. 捏脊通经 7 遍，背部微微出汗，第二日腹泻止，诸症均减轻，三日治愈。

例 3　马某，女，7 岁

就诊日期：2011 年 8 月 20 日

纳差，厌食，面色冷青，自幼体弱，四肢乏肉，舌淡青，苔薄白花剥，脉细滑。脾虚胃弱，中气不足，宜健脾益胃。

治疗手法：推五指经，运八卦，平调水土，推三关，泻六腑，捏脊通经。

治疗过程：

1. 推摩十指指腹，各指 200 次左右，以大拇指、食指为重点。

2. 运八卦，左右手各 100 次，共 200 圈。

3. 平调水土，运水入土 50 圈，运土入水 50 圈。

4. 推三关 50 遍，泻六腑 25 遍。

5. 捏脊通经 7 遍。

6. 轻搓摩脊背部 1 分钟至发热微潮，一共治疗 21 次，纳食明显增加，抵抗力逐渐恢复，三个月后体重增加，胃纳正常。

例 4　王某，男，3 岁

就诊日期：2011 年 7 月 8 日

出汗多，动则甚，易感，易积滞，舌质稍青，苔薄白，脉细滑，盗汗，一年四季均出汗不止，属营卫不和，脾胃气虚，应和营卫，补土生金。

治疗手法：推五指经，运八卦，推三关，泻六腑，捏脊通经。

治疗过程：

1. 推摩十指指腹各 200 次，以食指、中指为重点。

2. 运八卦，左右手各 100 遍。

3. 推上三关 25 遍，泻下六腑 25 遍。

4. 捏脊通经 7 遍，背部微出潮汗。

5. 指腹按揉脊椎两侧脾、胃俞穴，1 分钟。

6. 治疗 5 天后出汗逐渐减少。

三个疗程 21 天后，纳食增加，盗汗止。

例 5　魏某，男，2 岁半

就诊日期：2011 年 7 月 28 日

痢疾，间断发作一月余，一日 4～5 次不等，便中带有脓血，便前腹痛，一直口服西药头孢、黄连素、思密达等无效，面色泛青，舌苔花剥，脉细滑，属于湿热痢，宜健脾祛湿。

治疗手法：推五指经，运八卦，运土入水，推三关，捏脊通经。

治疗过程：

1. 推摩十指指腹各 250～300 次，从左手到右手，推完后手指指腹泛出少许湿汗。

2. 再次从大鱼际推摩至小鱼际 50 次，运土入水。

3. 运八卦，逆时针 50 圈，顺时针 25 圈，手心出汗。

4. 推三关，左右各 50 遍。

5. 捏脊通经，从下往上，提捏太阳膀胱经 7 遍，背部出汗。

6. 点揉双侧足三里，约 1 分钟。

7. 手掌轻摩腹部，以肚脐为中点，逆时针，摩腹 1 分钟，约 30 圈。

二诊：治疗两次后，大便鲜血反多，有少许鼻涕样黏液，稍腹痛，纳食增加，精神好转、活泼，经过 5 天治疗，腹泻腹痛均愈，大便正常，鲜血及黏液已止，胃纳正常。

二、体会

经过二十年临床，数万病例的总结，我们每一位施术者深感真气运行小儿推拿法术简理深、起效迅速、易于操作、疗效可靠。然而再好的技术，必须要有人来实现，操作的人要是没有一颗安静、善良、真诚的心，再好的技术也不会起到理想的效果。人是第一位的，术是第二位的。尤其被治疗的是小儿，天性活泼好动，施术者没有很好的耐心，循循善诱的技巧，在短短半小时的治疗中，很难充分发挥特有的疗效。

此法最佳治疗年龄是新生儿三个月至七岁左右；八九岁至十一二岁效果也不错，在治疗手法上有侧重。

小儿急性腹泻、水泻，一日四五次至七八次不等，甚至一日腹泻十数次，若配合灸疗"神阙"穴，一般三五日即愈。越急效果越显。

尤其是反复感冒咳嗽、肺阳不足、脾肺气虚、面色泛青、稍动汗出、数月不愈、抗生素使用不断的"易感儿"，在经过真气运行小儿推拿调理三个疗程后，体质都有不同程度的提高，健脾固肺，使胃纳旺盛，自汗盗汗收敛，肺的卫外功能加强，远离感冒咳嗽，恢复小儿正常旺盛的生机，确有稳固可靠且意想不到的效果。

真气运行小儿推拿法扎根于陇上大地，施惠于千家万户，获得了广大群众极高的赞誉，堪称中医学之中一朵绝妙的奇葩。

第六章　真气运行点穴实践指导

中医点穴法是运用中医经络理论，以指代针，以手法的运用，点按身体某些特定穴位，疏通经络，达到调理脏腑经络的作用，起到保健养生、防病治病的目的，是一种简便有效的保健养生和疾病治疗方法。

第一节　选穴特色

点穴所用的部位一般多取人体脏腑的募穴。

"募"有聚集、汇合之意。募穴是脏腑经气结聚于胸腹部的腧穴，均位于胸腹部有关经脉上，其位置与其相关脏腑所处部位相近。

脏腑共有十二募穴。

肺为中府，心为巨阙，肝为期门，脾为章门，肾为京门，心包为膻中，胃为中脘，胆为日月，大肠为天枢，膀胱为中极，小肠为关元，三焦为石门穴。

第二节　十二募穴取穴方法与主治病症

中府：肺的募穴。

取穴法：两手叉腰立正，锁骨外侧端下缘的三角窝中心是云门穴，由此窝正中垂直往下推一条肋骨（平第一肋间隙）处即是本穴。

主治病症：咳嗽、气喘、胸中烦满，胸痛、腹胀、肩背疼痛。

巨阙：心的募穴。

取穴法：巨阙穴位于上腹部，前正中线上，当脐中上 6 寸，即左右肋弓相交之处向下二指宽即为本穴。

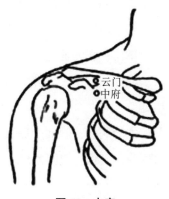

图 50　中府

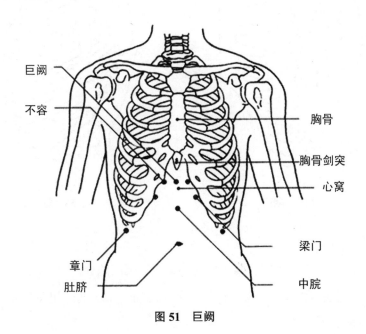

图 51　巨阙

主治病症：胸痛、心痛、心烦、惊悸、尸厥、癫狂、痫证、健忘、胸满气短、咳逆上气、腹胀暴痛、呕吐、呃逆、噎膈、吞酸、黄疸、泻痢。

期门：肝的募穴。

取穴法：本穴位于胸部，当乳头直下，第六肋间隙，前正中线旁开 4 寸。

主治病症：胸胁胀满疼痛、呃逆、呕吐、吞酸、饥不欲食、胸中热、疟疾、热入血室。

章门：脾的募穴。

取穴法：位于腹侧，腋中线第十一肋骨端稍下处，屈肘合腋时，当肘尖尽处。

主治病症：腹痛、腹胀、肠鸣、腹泻、呕吐、神疲乏力、肌肉跳动、胸胁疼痛、黄疸、闪腰岔气等。

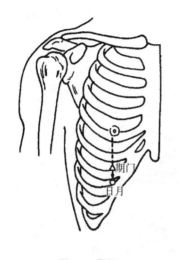

图 52　期门

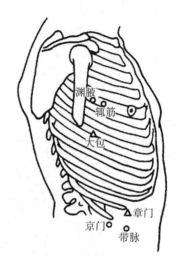

图 53　章门

京门：肾脏募穴。

取穴法：位于侧腰部，第十二肋游离端下际凹陷处。

主治病症：肠鸣、泄泻、腹胀、腰胁疼痛、小腹痛、里急、水道不通、腰痛、骨痹。

膻中：心包募穴

取穴法：位于两乳之间胸骨中线，平第四肋间。

主治病症：咳嗽、气喘、咯唾脓血、胸痹心痛、心烦、产妇少乳、噎膈、鼓胀。

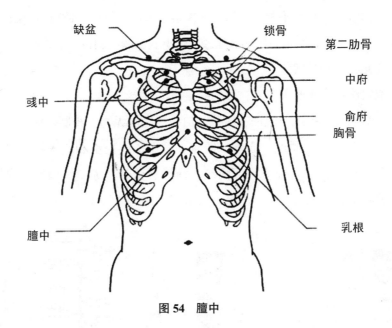

图 54　膻中

中脘：胃的募穴。

取穴法：位于脐上 4 寸，腹正中线上。

主治病症：胃脘痛、腹胀、呕吐、呃逆、翻胃、吞酸、纳呆、食积、痞积、鼓胀、黄疸、肠鸣、泄泻、便秘、便血、胁下坚痛、虚劳吐血、哮喘、头痛、失眠、惊悸、脏躁、癫狂、惊风、产后血晕。

日月：胆的募穴。

取穴法：位于乳头直下，第七肋间隙，前正中线旁开 4 寸。

主治病症：胁肋疼痛、胁肋胀满、呕吐、吞酸、黄疸。

天枢：大肠募穴。

取穴法：脐旁各两寸。

主治病症：绕脐腹痛、呕吐、腹胀、肠鸣、泄泻、痢疾、便秘、肠痈、痛经、月经不调、谵语、疝气、水肿等。

中极：膀胱募穴。

取穴法：位于脐下 4 寸，腹中线上。

主治病症：小便不利、遗尿、尿失禁、阳痿、早泄、遗精、白浊、疝气、积聚、月经不调、阴痛、阴痒、痛经、带下、崩漏、阴挺、恶露不止、水肿。

关元：小肠募穴。

取穴法：位于脐下 3 寸，腹中线上。

主治病症：中风、脱证、虚劳、怕冷、羸瘦无力、小腹疼痛、霍乱、呕吐、腹泻、痢疾、脱肛、疝气、便血、尿血、小便不利、尿频、遗精、白浊、阳痿、早泄、月经不调、闭经、痛经、白带、赤带、阴挺、崩漏、阴痒、恶露不止、胞衣不下、消渴、眩晕。

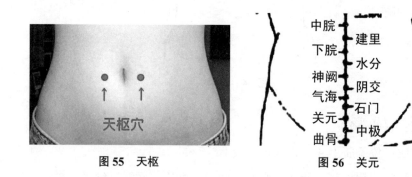

图 55　天枢　　　　　图 56　关元

石门：三焦募穴。

取穴法：位于脐下 2 寸，腹中线上。

主治病症：腹胀、泄利、绕脐疼痛、奔豚、疝气、水肿、小便不利、遗精、阳痿、闭经、带下、崩漏、产后恶露不止。

第三节　手法特色

一、点按法

施术者以食指或中指指端点按穴位，以轻柔准确为度。施术者手指随患者的呼吸运动而动作，呼气时皮肤体表下沉，术指也随之下沉，但不得超过体表下沉的速度；吸气时体表上浮，术指也随之上浮，但不能脱离上浮之力，使经气来往而不致运行阻滞。每穴做3个呼吸，重点治疗穴位可做5个呼吸。

二、按摩法

施术者以食指、中指或拇指指面按于穴位，以顺时针方向轻摩该穴，速度以不快不慢为宜，以促使经气顺畅运行。每穴摩旋49圈，重点治疗穴位也可多做一些时间。

用点按法、按摩法进行自我按摩，自上而下，右手取左侧穴位，左手取右侧穴位，再取腹中线任脉穴。施术时宜静息凝神，注意手指动作。训练有素、功夫深入者，呼吸自然细、匀、深、长，穴位气感明显，甚至有真气循经放射之感，舒适至极。自我点穴保健，坐卧取穴均可；施术于人，患者以仰卧式为好。

第四节 临床应用举例

一、李少波老师临证案例

例1 一男性患者，突然发生心口疼痛，呻吟不止数小时，右手点按膻中穴，左手点按剑突下2寸的巨阙穴，3个呼吸之后，患者说："破了破了"，即感觉疼痛散开了，疼痛立即消失了。

例2 李少波老师年轻时，打鱼后吃烧包谷，出现高热、谵语、幻视，李少波老师的爷爷给点按膻中至巨阙的各个穴位，每穴点三五个呼吸后，自觉全身如淋小雨一样清爽，自此痊愈。

例3 一男性患者，右上腹岔气疼痛，抬过来求治，点岔气疼痛部位时让患者咳嗽一下，立即痊愈。

二、贾海忠临证案例

听完老师的传授，我们觉得真气运行点穴法疗效非常神奇，简直不敢相信，经过半年多的临床验证，确实体会到了它的神奇，举数例以证明。

例1　心肌梗死腹痛案　女，70岁

患者急性心肌梗死3天，伴下腹疼痛一天，用真气运行点穴手法，点按小肠募穴关元穴5个呼吸后腹痛随即消失，之后未再反复。

例2　肾衰心衰心绞痛案　男，79岁

患者肾功能不全十多年，长期规律血液透析治疗，冠心病陈旧性心肌梗死、心功能不全十年，加重十余日，每夜靠静脉持续泵入硝酸异山梨酯控制症状。停止用药后当晚心绞痛发作，用真气运行点穴手法点按心脏募穴巨阙穴5个呼吸后心绞痛消失，然后静脉持续泵入硝酸异山梨酯，开始用药2小时后心绞痛再次发作，点按巨阙穴5个呼吸后心绞痛再次缓解，此后一夜未再反复。

例3　胃痉挛　女，67岁

患者因中午饭后进食生冷水果，诱发胃脘疼痛，持续一个多小时不见缓解，用真气运行点穴法，分别点按胃的募穴中脘和脾的募穴章门穴各5个呼吸后，疼痛随即消失，之后未再反复。

例4　肠炎腹痛　女，67岁

患者因腹腔出血手术导致肠粘连十年余，经常出现腹痛，6小时前出现右下腹疼痛阵发性加重，用真气运行点穴法，分别点按大肠募穴天枢穴、小肠募穴关元穴、脾脏募穴章门穴各5个呼吸，腹痛随即消失。

例5　肝癌肋骨转移疼痛　男，56岁

肝癌半年，肝脏局部化疗后两个月，发现右侧肋骨癌转移灶，就诊时右侧胁肋疼痛明显，用真气运行点穴法，分别点按肝脏募穴期门穴、脾脏募穴章门穴各5个呼吸，胁痛随即缓解。

第七章　真气运行吐纳实践

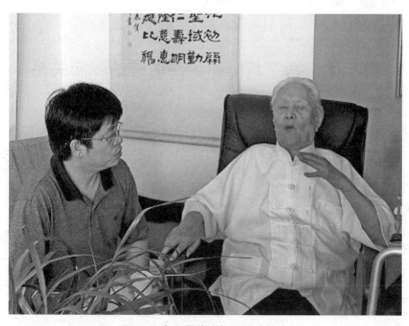

图 57　李老亲传真气运行吐纳法

真气运行吐纳法是以六字诀锻炼为主的防病治病方法，该方法百病皆可防治，功效显著。

第一节　六字诀含义

六字指的是：嘘（xū）、呵（hē）、呼（hū）、呬（xì）、吹（chuī）、嘻（xǐ）。

六字诀是一种祛病延年的吐纳呼吸法，起源于晋唐，流传至今。古代养生家在长期的实践中，发现不同的吐纳呼吸方法动用身体的不同部位，从而会影响不同的脏腑，起到调节相应脏腑功能的作用。以此进行养生保健可以延年益寿，以此疗疾可以促进疾病康复。

第二节　六字与脏腑、四时等的配属关系

表4　六字与脏腑、四时等的配属关系

字诀	脏腑	开窍	四时	五行
嘘（xū）	肝	目	春	木
呵（hē）	心	舌	夏	火
呼（hū）	脾	口	四季	土
呬（xì）	肺	鼻	秋	金
吹（chuī）	肾	耳	冬	水
嘻（xǐ）	三焦			

注：与土相应的季节一般认为是长夏，但《黄帝内经》认为土"不得独主于时"，因此这里的"土"应为四季。

第三节　六字诀训练要领

六字诀的每一个字都必须正确读出，才会起到养生保健治疗作用，否则，它就只是语言交流的工具了。具体读每个字时，要符合以下要求。

一、深吸气后呼气时进行

首先用鼻深吸气，然后在呼气时读字，呼气要稳而长，呼至不能再呼，读字读到不能再呼为止。再闭口以鼻吸气，重复以上操作。

二、每个字都不许发出声音

很多资料和老师讲，读字要读出声，这是不正确的，因为当你读出声时，你只能感到字音是从口腔发出的，感觉不到每个字都是全身共同参与完成的，自然也就不会理解为什么不同的字会与不同的脏腑之间有联系。

当我们不发音读每个字时，你会体会到读每个字时我们身体上特定部位与它关系最密切，好像读这个字的力量是从这个特定部位发出的。自己可以试试看。

读"嘘"字时两胁肋部感觉最明显，胁肋是肝胆的部位，所以读"嘘"可以调理肝胆。

读"呵"字时胸骨后感觉最明显，这里是心的部位，所以读"呵"可调理心。

读"呼"字时腹部尤其是上腹部感觉最明显，脾司大腹，所以读"呼"可以调理脾胃。

读"呬"（xì）字时肺部感觉最明显，所以可以调理肺的功能。

读"吹"字时腰部感觉最明显，腰为肾之府，所以读"吹"可以调理肾的功能。

读"嘻（xǐ）"字时好像全身没有确切部位感觉最明显，也好像全身各部位都参与了似的，因此读"嘻"可以调理三焦气机。

三、每个字都要准确的"音调"

"呵"和"嘻"读音相同，只因"呵"为降调，"嘻"为降升调，影响的脏腑就不相同，所以，要求读字时音调要准。

其他四个字"嘘、吹、呵、呼"均为平调，务必注意。

第四节　六字诀在四季养生中的应用

唐代大医药学家、养生大家孙思邈，人称孙真人，运用六字诀与四季养生相结合，很有心得。这里把孙真人四季养生歌介绍给大家。

> 春嘘明目木扶肝，夏至呵心火自闲，
>
> 秋呬定知金润肺，冬吹益肾坎中安，
>
> 嘻却三焦除烦热，四季常呼脾化餐，
>
> 切忌出声闻于耳，其功尤胜保神丹。

这个歌诀按四时五行和人体脏腑经络的功能属性，明确指出按季节锻炼的方法，特别指出读字不可发出声音的注意事项，坚持锻炼可以收到很好的效果。

练习六字诀还可以配合姿势，歌诀如下：

> 肝若嘘时目睁睛，肺病呬气双手擎，
>
> 心呵顶上连叉手，肾吹抱取膝头平，
>
> 脾病呼时须撮口，三焦寒热卧嘻宁。

意思是：读"嘘"时把眼睛睁开，对肝、目疾病有效；读"呬"时双手向上托举，使呼吸加深，注意吸气时举手，呼气时双手落下，不快不慢与呼吸同时进行；读"呵"时两手头顶上交叉，也是吸气时举手，呼气时双手落下，不快不慢与呼吸同时进行；读"吹"时抱膝，腰肾用力，以抱膝不动为宜，吐气毕起立；读"呼"时撮口可以治疗脾病；读"嘻"时平卧放松，可以治疗三焦寒热疾病。

第五节　六字诀临床应用

临床应用六字诀时，可以依据五行学说的生克乘侮理论，结合患者的具体情况进行操作。

一、肝病治疗

肝属木，与春季相应。到了春季容易出现肝阳上亢，头晕目眩，眼目红肿，两胁胀痛，性情急躁等一系列症状，可用读"嘘"法平之。心为肝之子，可读"呵"以泻之，实则泻其子。肾为肝之母，可读"吹"以润之，虚则补其母。如不在春季，只要是肝病，也可按此方法进行治疗。不拘次数多少，以获效为度。如两胁胀满，读"嘘"字，边做边感觉到胀满减轻，适可而止，不必过度。

二、心病治疗

心属火，与夏季相应。夏日火旺，宜读"呵"字以去心火。心火上炎，症见咽喉肿痛，口舌生疮，出气灼热，烦躁不宁，读"呵"以平之。脾为心之子，读"呼"以泻之，水克火，读"吹"以济之，使心肾相交。如咽喉肿痛，咽下困难，用"呵"字治疗，始则满口火热、唾液黏稠，两三分钟后，口内热减津多，继感清凉，喉痛也随之减轻。

三、脾病治疗

脾属土，旺于四季之中。如饮食积滞，消化不良，腹痛腹胀，呕吐吞酸，用"呼"字治疗。心为脾之母，读"呵"可以加强脾胃的消化功能。如因肝气郁滞引起脾胃功能失调，须读"嘘"字平肝，然后再读"呵"字以助之。

四、肺病治疗

肺属金，与秋气相应。秋天天气凉爽，毛窍收敛，肺经容易郁热，以降调读"呬"字可以泻肺热。如因外感发热咳嗽，多以降调读"呬"字可以治疗。若肺气虚弱，易受外感，应读"呼"字培土生金。

五、肾病治疗

肾属水，与冬季相应。冬主闭藏，应读"吹"字以固肾气。肺为肾之母，当读"呬"字以补肾。若相火旺盛，烦热口干，小便赤涩，尿道不适，又应以降升调读"嘻"字平之。

附录1 40例患者体会实录

1. 从病例中看出，他们虽都患有多年久治不愈的各种病症，但治疗方法只有一个，说明真气运行法是增强自我调节能力的一种疗法。

2. 在练功过程中，谁入静好，谁进步就快，体内变化就明显，就能按时完成练功计划。体现了静极生动、动静相育的自然规律。

3. 通经络，尤其是通督脉（小周天），按照练功的方法和要求训练，进步的快慢基本是一致的。历来人们对通大小周天，认为是高不可攀的，即便成功也只是凤毛麟角。有些人说通督脉是不可能做到的事，可是用我们的方法训练，就能如期完成，并且是共性的。这说明是生理上许可的，关键是方法问题。

4. 由于体内发生巨大变化，出现一些异常的感觉，无非是经络通畅、气血活泼、生物电集中、磁性力量发挥作用而已，可借以破除迷信观点和神秘的传说。

5. 真气运行法是激发调动自身潜力并加以集中使用，以达祛病延年的目的。真气集中到哪一个部位，哪里就发生生理上的变化，改善病理现象。因此在练功过程中，可以按进程定期取效，证明了它的科学性。

6. 通过数十例病人自述其在实践中的亲身体会，反映出真气运行法每个阶段的方法都是准确而有效的，对真气运行法的理论起到了检验和支持作用。

病例1 关于我练真气运行法的反应及效果

我是解放军某部军人，原患严重神经衰弱症，每天睡眠不到4个小时，中西医久治不愈；气管炎30余年，咳嗽，痰多；胃病烧心25年，诊断不清，时好时犯，虽经多方治疗，迄无效果。

1975年7月15日，我经友人介绍由李大夫指导练功。现将练功的情况记录如下。

1.练功情况（自8月11日开始）

8月11日至13日：心窝部发热，向全身扩散，并感到身体有时缩小，有时横向加宽，全身发胀。

8月14日至16日：头上有反应，牙根通气，阴茎、睾丸有通气感，自觉小腹往下似井深。

8月17日至18日：有鸡蛋大的一团在上下腹部滚动，肛门周围有热气通过的感觉。

8月19日至20日：全身有发热发胀的感觉，像鸡蛋大的气团活动仍明显，全身强烈震动一次，几乎倾倒。

8月23日：坐骨、尾骨部有强烈的麻胀感觉。

8月24日：中午真气达腰眼，晚间坐功真气从尾骨顺脊椎渐上，颈及后脑有麻、热、胀、硬真气运动的感觉；前面自小腹、胸、咽喉、面颊都有同样的感觉。四肢全部通气。

8月25日至26日：从足心开始，脚跟、腿肚子、腿弯像一根粗绳向上拉，沿脊椎向上拉至颈部、头顶。上身先是被压而下俯，继则向后反张，20分钟后自然缓解，前面咽部紧张。经查看经络为肾经通气。

8月27日：两足第二、三趾间有强烈的烧灼感，上行至咽喉引起咽干、僵、麻、咽物困难的感觉，少时平复。经查看为足阳明胃经通气。

8月28日：气从小趾起循小腿后外侧过昆仑、委中上入腰脊，酸麻感强烈。经查为足太阳膀胱经通气。

8月29日：气从手小指行至腋下入胸，又由颈入脑。经查为手少阴心经通气。

8月30日：气从大趾上行至大腿内侧，后直通小腹两肋。经查为肝经通气。

9月2日：呼气时气沉丹田，下行至腿足，吸气时自尾间骨上脊背，脸发热，下颌发僵，头部麻胀，两太阳穴跳动。

9月3日：全身像一个大气球，尾间骨像气球的口，整条脊柱像通上电流一样，有麻酥酥的感觉。

9月5日：吸气时颈项强直，气上头顶，头发胀，眼眶酸，眼球胀。

9月10日：昨晚因外感致肩背部疼痛剧烈，头及上身难以转动，服镇痛药无效。中午练功50分钟，通气良好。每呼吸一次疼痛即有减轻，练毕痊愈。

9月11日：坐功时觉得腰中像绕了一条宽带子一样。经查为带脉通气。

9月15日：小腹像没有东西，整个身体形成一个空壳。除气之外，好像空无一物。

9月18日：呼气时全身通气，吸气时也全身通气，但吸气时力量小一些，好像风箱一样，一拉一推都能生风。

9月22日：连日气通小肠经，练功时两臂很痛。

9月28日：今日坐功大发动一次，小与大的感觉先后出现。练功半小时后，全身开始缩小，节节松动，小至丹田消失。后又节节长大，身体像宝塔，气贯头顶。百会穴跳动明显，持续一小时之久，意识消失，无一杂念，这是坐功以来第一次入静。

10月4日：自第一次入静后，连日气上头顶，头顶和丹田形成一线，上下吸引。每坐就能入静，越是入静这个力量就越大，力量越大入静就越深。

10月25日：百日满。近来练功很平静，通气良好，入静程度也渐深，再未出现特别感觉，只觉功后身体舒适，心情愉快。

2. 疾病及健康情况。练功50天后，神经衰弱好转，现已彻底好了。不论白天晚上，什么时候都能入睡，晚上一觉可睡6小时，头晕、头痛、全身酸痛等症状消失。胃痛及烧心已消失，但饭量未增加。气管炎有好转，但未彻底痊愈，可能因抽烟的关系。力气增加，平时几十斤拿着都吃力，通关后自觉力气倍增，两手托120斤不觉费力，身轻步健，关节灵活柔软。练功百日，体重增加10斤，肿胀已消。

3. 个人体会。练功时最好做到意守丹田。可意随气走，意气合一。入静后可用轻、灵、空、通四个字形容。练功虽已百日，但有时还出现杂念，不能做到随时入静，可能功夫未到吧。

薛　辉

病例2　真气运行法治愈我的心脏病

我是二十一冶建设有限公司电焊工，患心脏病多年。1976年3月5日心电图检查：窦性心律，电轴右偏，半横位顺转，低电压，偶发性窦性早跳，发病时心跳气短，胸前区疼痛胀闷，头晕，全身发抖，面色苍白，手指麻、无血色，必须卧床休息。近来中午睡后必犯。

十余年来屡经中西医治疗无效。于1月18日，在甘肃省中医院李大夫的指导下，开始真气运行法的锻炼。坚持每天三次，每次20分钟，方法是排除杂念，呼气注意心口。三天后胸部有沉闷的感觉，四五天后向下移动，约十天后呼气注意丹田，小腹发热。十五天后小腹充实有力，每当呼气时小腹由小而大似有弹力，开始坐时腰是弯的，此时腰自然直起，坐不直还不舒服，腰部开始发热，同时头部有麻胀紧痛的感觉。二十天后每次坐30分钟，鼻骨有压重感，头部更紧张，像戴上一顶小的帽子一样。腰部发热三天后，热力向上移动，到第三十天的晚上，头部发紧的现象减轻了，躺在床上像入睡时，全身麻酥酥的，随后感觉头部轰隆一声，全身都感觉轻松，头也不紧了。以后再坐，感觉百会穴随着呼吸而呼吸，仿佛与心脏跳动也有关系，我问李大夫，他说这是督脉通了，是一个大的飞跃。

未练真气运行法之前，心跳时胸部和脑内震动，全身发抖，头晕，就要躺下休息，练到二十天后就明显减轻了。坐通以后我的病再未犯过，手的颜色也变过来了。中午必发的一次，也经李大夫的指导，不要吃十分饱就睡而得以改善。

李步琢

病例 3   实践真气运行法的体会

我是一个电工。1973 年 2 月曾胃切除四分之三。自从 1976 年患心口疼痛，痛如刀割，引及后背，满床翻滚。平时口苦腹胀，不能吃饭，病情严重。经本单位医院检查，确诊为十二指肠溃疡、胃下垂、胆结石。1976 年 2 月 11 日转入武山疗养院，当时体重 93 斤。入院后屡次犯病，不能吃饭，不能入睡。心口疼起来，吃药打针都不见效，自觉病情严重，想回兰州治疗。

凑巧甘肃省中医院李少波大夫讲授真气运行法。他说真气是生命动力，真气运行法锻炼能使人体各组织发生很大的生理改变，因此能治好针药不效的各种慢性病，而且能防止疾病的发生。方法简单，易学易练。只要在呼气的时候，做哪一步功注意哪个部位就行了。当时我听了很怀疑，怎么吃药打针治不好的病，注意一下出气就能好？于是我抱着试试看的心情开始了。

一开始每天三次，每次 15 分钟。初练的时候，一吸气心口就痛，问李大夫怎么回事？他说是吸气时横膈膜下降，胆囊和胃受到压迫的缘故，注意长出气，不要深吸气。试练四天后心口痛大为缓解。二十天后心口发热，气通小腹，出现肠鸣排气。以后每次坐 20 分钟小腹发热，从此心口再没痛过，腹胀也减轻了。吃饭很香，饭量由一顿 2 两增加到 4 两，有时夜里还要吃点心，不然饿得睡不着。

由于病情好转，我的兴趣也高了，每天坐的时间也长了，每次总在半小时以上。到三十天后，小腹充实有力，气也够用了，走路也有劲了。后腰有一股热力向上冲动，自觉手掌胀大，浑身跳动，有时像虫子爬行，身体上浮像驾云一样。有一次一股力量自腰背向上冲，头部轰隆一声，共震了三次，督脉通了。

督脉通了以后，每次坐功时自觉真气在脊柱两侧沿着脊椎上下移动，感觉很清楚。从此胆结石症状消失，胃部不舒服一坐功就好，食欲大增，一个月体重增加 10 斤。睡眠恢复正常，精神愉快。

赵连贵

病例 4　防治疾病的好方法

我是一个长期神经衰弱的患者，经常睡眠不足，严重时两三天晚上不能入睡。即便是勉强入睡，也是迷迷糊糊，常伴噩梦、遗精、盗汗。平时身体极度衰弱，白天头昏脑涨，这样持续了好几年。后又并发了慢性消化不良症，大便每天两三次，有时两天一次。在这些慢性病的折磨下，我未老先衰。后经友人介绍练太极拳，经长期锻炼，身体有所好转，但病情仍时轻时重。

1975 年 7 月在李少波大夫的指导下，我开始练习真气运行法。经过八个月的锻炼，我的睡眠有了很大的改善，消化功能明显好转。练功记录如下：

1975 年 7 月 1 日开始，采取自然盘坐式，每天三次，每次 15 分钟，调息以呼气为主。至 7 月 22 日，坐功时间延长为 20 分钟，每天三次，气往下沉。至 8 月 1 日，食欲增加，丹田部位有充实感觉。至 8 月 17 日，头部清爽，丹田充实有力，收功 20 分钟后上述感觉逐渐消失。至 8 月 22 日，丹田真气稍往下沉，有如一线随呼气直通阴茎头，如此两日后消失。小腹如半流质食物发酵，排气较多。至 9 月 4 日，每坐后约 15 分钟两腿内侧三阴交穴部位发热，为长约 15 厘米、宽 2 厘米长方形范围，如此三天后消失。从此以后每次练功头部更觉清爽。至 9 月 19 日，呼吸较前细微，能安静入坐 40 分钟以上，入静程度也较以前深。至 9 月 26 日，整个身体下沉，有时感觉上身轻浮。至 10 月 9 日，丹田内部有轻微的震动感。至 11 月 13 日，入坐时间能持续一小时，会阴发热发麻，五天后消失。至 12 月 21 日，丹田内的力量缩小如核桃一团，但明显坚实，而全身胀大，头部印堂穴处有紧麻的感觉，好像擦上清凉油一样。1976 年 2 月 3 日，入坐约 20 分钟后，丹田真气突然下沉至会阴部，肛门周围有一股缓慢的热流，沿脊柱上行至头顶百会穴，产生一种热麻的感觉，又下降到鼻下人中穴、咽下天突穴，沿任脉而下至会阴穴。从此一呼沿任脉下至会阴，一吸沿督脉上至百会，两处都有明显的活动力量。

杨忠荣

病例 5　真气运行法对冠心病的疗效

我从青年时身体就不好，经常闹病。因为旧社会医疗条件很差，所以屡治不愈，健康问题成了我最大的负担。因此，凡耳闻目睹有利于身体健康的药物方术等，都想吃吃练练，但始终收不到良好的效果。1962 年春天我患上高血压和冠心病，住院治疗无效果，严重地影响了身心健康，精神负担很重。几年来跑医院，寻上等药，始终不能解决问题。后经甘肃省中医院李少波大夫指导练习真气运行法约一个月后，睡眠基本正常，血压有所下降，并趋于稳定，饮食也增加了。持续半年多，一天在练功时突觉有什么东西自后背及颈部向上猛冲一下，头内轰的一声，一时眼花缭乱，神志不清。过了一会儿，头脑特别清醒，全身舒适轻捷，冠心病的症状若失，这种威力是意料不到的。

近年来我一直坚持锻炼，每日一至三次，每次在一小时以上。在方法上仍是注意呼气，吸气任其自然，已经成了习惯。坐通以后行立坐卧都可练功，睡前醒后只要集中思想注意呼气三五分钟，体内就会有真气活动的感觉，时间稍长四肢粗胀，脚心像冒水泡的样子，随呼吸而动。

根据个人练功体会，真气运行法确是防病治病、保持健康的一个好方法，易学易练，既不消耗物资，又比跑医院节省时间。只要随时注意一会儿，就感到身体舒适，精神愉快。对消除疲劳特别有效，在劳累的时候，只要用几分钟的时间注意呼气入丹田，觉得腰部一松开，立刻疲乏就解除了。这对工作是多么大的帮助啊！这一方法值得大力推广。

焉寿先

病例6　练真气运行法的感受

1961年秋，我患肋骨结核，经中西医治疗无效，经检查须手术治疗，自己胆怯不敢手术。经领导同意回原籍蓬莱治疗休养，也无效果。听说静坐可以治好慢性病，但是无人指导不可盲目尝试，以防偏差。因此虽有渴求，不敢轻试。

第二年初，我因患瘘管，住甘肃省中医院治疗。在此期间我发现该院设有真气运行法练功室，心想这里一定有医师指导，我的愿望可以实现了。经同志们的介绍，我认识了李大夫，见他红光满面，精神焕发，给我留下了深刻印象。他待人真诚，我学习信心十足。此后每天上午两次集体学习，另外我回到病房有时间就静坐，并研究一些医学知识。每天静坐的时间很长，除了吃饭睡觉外，大部分时间是在练功。

大约过了一周，我感到手脚发热有汗，坐时左右摇摆不稳，过了几天这些现象自然消失了。二十天左右，感到脖子后酸痛，两肩压重。我请教李大夫，他说这是正常反应，不必担心，这样又持续了四五天。某天将近中午12点钟，我突然有一种奇异的感觉，周身好似铸在一起，紧凑有力，头顶也有一股力量和丹田相连接。感觉不到鼻孔的呼吸，只觉得一呼一吸都在百会、丹田两个部位有节律地活动。此后每次静坐时，真气就由丹田经尾闾、脊背到头顶。脸上像虫子爬，有时两腿周围像霓虹灯一样晃来晃去，有时嘴的周围像用绳子扎起来，上下牙齿像是胶着在一起，想张也张不开，这种感觉几天后才慢慢消失。有时感到全身像一个整体进行有规律的呼吸。有时觉得只有丹田在呼吸，身体各处似真空一样，轻松愉快有如波平月圆，清净无比。

我住院只有两个月，但每天练功时间比较多。住院病号中，虽然我是最重的手术之一，但伤口较一般人愈合得快，因此提前出院了。原来的肋骨结核也从此痊愈了，多年的耳鸣耳聋症也好了。

十几年来，由于工作调动频繁，练功无法坚持。后来出现高血压，曾休克晕倒，虽用药物治疗不能根除。经配合坐功治疗，现血压基本正常。根据我个人的体验，只要坚持锻炼，真气运行法确是防病治病、保健强身的好方法。

李延清

病例 7　真气运行法对胃病疗效好

我们三个人都患有程度不同的胃下垂，并且神经衰弱，全身关节痛，不思饮食，食则腹部胀痛难忍，大便不正常。走路时必须用手托住小腹，行路困难。身体消瘦，经常失眠，很容易感冒，久经药物治疗无效。

2月25日，听甘肃省中医院李大夫讲，真气运行法可以治好多种慢性病。其中就谈到胃下垂一症，据说真气能使松弛的胃体恢复功能。丹田真气充实后，能增加上浮力，把胃推上来。我们听了很高兴，但信心并不大，抱着试试看的态度开始练功。每天三次，每次20分钟，练了几天，心口有沉重感。又过了几天，每次呼气心口就感到发热，胃部有些舒服，消化有所好转，这才增加了我们的信心，立志每天坚持锻炼。

练功至二十天，小腹跳动有声，排气较多，小腹感到饱满，走路腹痛减轻，饭量逐渐增加。二十五天后，睡眠大为改善，食欲大增。四十天后，两臂和两腿内侧及手脚心部有跳动发热的感觉，会阴发痒发热，面部痒麻跳动，肩背部有一股力量由颈后上冲，真达头顶，头被冲得摇动，头皮奇痒，印堂和鼻骨都很紧张，两腿、两臂外侧跳动也很频繁。六十天后，每一呼气真气便从任脉下至丹田，一吸气真气从尾闾上升至头顶百会穴，每一呼吸全身都感到通气。从此全身疼痛消失，轻快有力，走路时肚子也没有坠痛的感觉。我们虽然没有查钡餐透视，但自觉胃下垂的症状基本消失了。体重有的增加六斤，有的七八斤不等。七十天后每次练功时就感到丹田与百会穴之间有一种力量互相吸引，全身舒适，小腹更加充实饱满，有时像把胃往上托的样子。我们体会到，真气运行法的锻炼对人的健康是有很大好处的。

程继先　李春梅　李莲凤

病例8　真气运行法对类风湿关节炎的疗效

我患类风湿性关节炎及风湿性肌炎五年多，关节变形，四肢抽搐，肌肉跳动，十分痛苦，失去工作能力。先后在西安、兰州经中西医治疗稍有好转，但仍不能工作。1976年3月我在甘肃省中医院李少波大夫的指导下，进行真气运行法治疗。兹将治疗情况记述如下：

1.练功时身体的变化。十天后心窝部发热，小腹跳动，4月4日自觉一股力量从两腿前外侧向下如流水状直通脚面，后从小腿内侧向上直达大腿跟。4月8日痛胀感自尾骨、腰部往上冲，使身体动摇，至19日真气通过，胀痛消失。

4月22日开始，这股力量由两手合谷穴经手臂上侧上行，环唇后在人中穴会合，至鼻旁入鼻内；5月12日由眉头沿头顶两侧向后下方至顶。又有一股力量沿脊椎上冲，如流水状压力很大，直上头顶，从此头也不胀了。鼻骨有紧张感，两臂内侧由内向外通过手心有跳动感觉，每一呼吸手心脚心都有吹风样感觉。5月26日以后，全身通畅，遍体舒适。

2.练功效果。在练功过程中，凡真气未通过的部位都痛胀得非常厉害，等通过以后疼痛就消失了。尤其是我原患鼻窦炎，头痛厉害，任督脉通过后头也不痛了，并且鼻子流出很多浓臭液，从此鼻子通气良好，一呼一吸全身通畅舒适，没有痛的地方，只是下雨阴天时稍有不适。现已能正常上班，愉快地工作了。

3.个人体会。几年来受尽折磨和痛苦，使我失去了活动的能力，医生下了结论为不治之症，没有想到在短短七十天的时间里我又恢复了健康。我深深感到真气运行法是治疗慢性病的好方法。只要有信心、有决心，坚持锻炼，功到自然成。既不费钱又不费事，易学易练，这个好方法值得大力推广。

李海林

病例9 实践与感受

我是一名女职工。1971年3月得了产后风，发展为风湿性关节炎，累及心脏，浑身肿胀，无处不痛，气短无力，行动困难。六年没有上班，内心非常痛苦。

听李少波大夫讲，真气运行法能增加人体的生命动力，可以治好很多针药不效的慢性病，容易学会。于是我就按方法试练了二十天后，腹内发热，肠鸣排气，手发胀，食欲好转。六十天后，小腹充实饱满，浑身跳动，有时像虫子爬行。真气走到哪个关节部位，哪里就胀痛，真气通过以后，原来的疼痛也就消失了。八十天后，丹田热力旺盛并延至大腿，全身发痒。一次练坐功时，自两内眼角沿头顶两侧向后脊椎两旁有两股轻灵愉快的动力直抵腰中。从此上半身舒适轻快，接着丹田真气经肛门沿尾骨向上行。百日后背后有一股力量上升至头顶，胀了几天，有一次在做卧功时被一股巨大的力量震醒了。每次坐功就有一股力量上至头顶，一呼一吸轻松自然，逐渐地鼻炎也消失了，月经转正常，全身症状均消失，吃饭正常，肿胀全消，体重由108斤降至100斤。

我认为真气和疾病做斗争时，也还是要费一番力气。战而胜之，自然轻松愉快。

郭开玉

病例10　真气运行法治疗肺癌有希望

1977年5月，经体检发现我右肺中叶有4厘米×5厘米×6厘米的阴影，即用青链霉素治疗。二十天后未见好转，拍正侧位片、体位断层片及纤维支气管镜检查，初步诊断为肺癌。做了9个月的抗癌治疗，效果不佳，随即赴京准备手术。

在京期间，做支气管碘油造影，显示右肺中叶呈鼠尾形狭窄，医院意见：肺癌……又在两个肺癌专科医院做痰涂片、支气管镜检查，确诊为"右肺中叶腺癌"。住院术前检查，心脏不好，肺功能不全，有叶间粘连，恐手术危险，改为远距离钴60放射治疗，前后共照射6000拉德。在照射治疗过程中，由于白细胞下降到$2.8×10^9$/L，在危险线以下，即停止，改用升白细胞药物，两周后白细胞恢复到$4.5×10^9$/L，又开始放射治疗。到后期肺部炎症加重，每晚必须吸氧才能入睡。勉强维持照射完6000拉德，出院时拍片，肿瘤没有变化。又到另一个医院住院治疗，大量用抗生素，从每日500万单位青霉素逐渐增加到1000万单位，共注射一月余。症状有所改善，但发现右侧胸部肌肉逐渐萎缩，右肩低下成了偏肩。前胸后背钻 60 照射处肋骨骨质增生，高出皮肤表面半厘米。后背压痛，右肩不能抬高。3 个月后复查肿瘤，片子仍无变化。1980 年 2 月 8 日由京返兰州。到兰州后，由于海拔高，气压低，空气差，下车后我就感觉呼吸困难，胸闷气急，并发生咯血。于是我立即住院，七天血止。但由于缺氧，致面色青灰，口唇发绀，浮肿，不能平卧，每晚只能睡三四个小时，夜里多小便。白天胸闷气短，一动就喘。

4 月份我开始练习真气运行法。练功不久，痰即易咯出，呼吸亦平稳，在呼气注意心窝部时，感到有股气流向右肺侧流动，收功后即无。两周后，我可以平卧入睡，夜间小便次数减少，后背压痛减轻。练功 1 个月后，曾两次在练功中，肺癌部位发生撕裂样剧痛，后又发生过游走样痛，1 个月后痛感消失，骨质增生亦缩小。随着练功的深入，呼吸渐平顺，缺氧情况好转，面色渐由青灰转为苍白，浮肿消失。由于我身体条件差，6 月中旬才通督脉，7 月底拍片复查，报告为："治疗前后对比，病变稍有缩小，密度增高，胸膜增厚较明显……" 9 月底又拍片，病变缩小，但纵隔向右移位。

总之，我经过半年的真气运行法练功治疗，肿瘤稍有缩小，未发现复发和转移，病情稳定，可以平卧和双侧侧卧入睡，睡眠良好，骨质增生明显收缩，不再疼痛，面色已稍有红润。能有这样的结果，是非常令人鼓舞的。出院后我继续坚持练功，精神一直很好，X 光拍片显示右肺已呈纤维化，除吐痰较困难外余无所苦，但一坐功痰就能咳出。现已六个年头，今后一定长期坚持下去。

崔长佑

病例 11　我患肝硬化获救了

8 年前我患了无黄疸型传染性肝炎，病后两年变成了肝硬化，中西医治疗都不见好。这次住院检查，医生说肝在肋下 8 厘米，很硬，一压就痛，脾也发硬，肚子里还有水，两条腿用手一按一个坑。

参加真气运行法治疗3个月，我的身体变化很大。练功过程中，有时觉得舒服，有时觉得不舒服，不管什么样，我只听医生的，一心练功。

现在经医生检查，肝已缩小到肋下2厘米，脾也有缩小，都变软了，肚子里的水也没有了，全身也不肿了，饮食增加，吃起东西来有味道，睡觉也不再是负担了，像换了一个人似的。我身患肝硬化获救了，这是连做梦都想不到的事情，我一定要坚持练功。

苗淑芳

病例 12　练功一百天的感受

1.练功前的情况。三年前我患肾盂肾炎，住院治疗3个月，尿常规检查恢复正常，但血压却逐渐增高，三年来常在160/100毫米汞柱以上。中西医治疗，很少见效。经常头痛、头昏，失眠，食少，疲乏无力，饭后腹胀，腰痛，手心热，有时气短、心悸、烦闷。还有妇科病、全身性关节炎，气候变化时就痛。

2.百日练功体会

（1）练第一步功。三天后，感觉心窝部发热，手麻、出汗。功后腰痛，腹响，全身不适，关节酸困。一周后，练功时思想集中。两周后，热扩散到中腹部、两肩、头部及下肢。

（2）练第二步功。两天后，丹田发热，小腹饱满沉重，气多。在练功的第四周，尿量增多，次数也增多，平均每40分钟一次。一周后，尿量更多，而次数减少，自觉身体轻捷舒适，浮肿减轻，血压下降。

（3）练第三步功。自觉丹田有气丘形成。在一次练功时，感到心窝部有一股热流直趋丹田，而丹田中的大气丘随即分裂成两个小气丘，分别左右缘带脉汇合于命门。

次日上午练功时，突然觉得心窝部有股热流下至丹田，命门有股热流冲过玉枕直达百会，随着一声轰震，头很胀痛，并喳喳作响，耳朵听不到别的声音，牙根胀痛，前额奇痒。接着，百会穴处的热流像水银一样流向印堂、鼻腔，然后到心窝部，再下到丹田。这是任督脉已通，在一瞬间完成了第四步功。

（4）小周天通了以后，大周天也通了。一练功，就感觉有一股清凉的气流从命门上到百会，再从百会直下脚尖，从脚尖又上尾闾；有时觉得像蚂蚁爬一样，麻酥酥的，从左到右，从上到下，相互交错流转；有时感到一点外呼吸都没有了；有时感到气流很沉重，像铁块一样向丹田沉；有时感觉气向上升，超过头顶一两尺高；有时感觉有气体把自己包围着。总之，入静的感觉是美妙的。在短短的 3 个月中，我已尝到了真气运行法的甜头。目前，行动轻快，饮食增加。由原来每天吃 4 两粮，增加到 8 两至 1 斤。饭后腹胀已消失，小便通畅，关节也不痛了，睡眠已好转，精力旺盛，心情愉快，妇科病也减轻了。医生说我现在的血三脂：甘油三酯 125 毫克％，较入院时降低 165 毫克％；B 脂蛋白 550 毫克％，较入院时降低 50 毫克％；胆固醇 228 毫克％，较以前增加 42 毫克％；肾功能（P.S.P）53％，较以前增加 8％，有改善；血压也经常在 130～140／90 毫米汞柱，较入院时好转。练功一百天收获很大，今后我要将这一方法坚持下去，争取疾病的彻底痊愈。

孟祥苓

病例 13　练功收获

我已年过古稀，按真气运行法练功，100 天内通了关，这是我当初所意想不到的事。我的练功经过是：

第一步，呼气注意心窝部。练了十天，心窝部感到很温暖。第二步，意息相随丹田趋。练了十五天，觉得真气下行，丹田发热，热气向满腹扩张。

第三步，调息凝神守丹田。练了二十天，不但丹田有饱满之感，而且真气已到后腰。这以后便做第四步，通督勿忘复勿助。我想着丹田，也注意后腰上的真气活动。这一步比较难，真气上升至夹脊即停止不进。以后缓缓活动，经过十五天左右才感到上达玉枕关。这个关阻力最大，真气集中在脖子后，总是上不去，只感觉头部有时很不舒服，前额、左腮疼痛，头皮紧张，发根奇痒，百会穴跳动，两耳之间连两耳在内，好像是一道墙，紧胀得很，气通不过去。还有两次感觉玉枕关那里，"嘎"地响过，但气还是上不去，这样经过约二十天，在一天下午2点半左右，睡醒后一翻身，忽觉一股热气冲到玉枕关，从玉枕关再往上，有二指宽一道凉气上冲脑际，后脑部像开了一条渠道一样，头顶感到凉爽轻快。这样历时约20分钟，我又睡着了。通关后，真气的运行并不十分顺利，又过了二十多天才比较通畅。气一上去，头顶部即有凉爽感觉。这中间仍然头紧头痒，不过减轻得多了。

我从练功中体会到，年纪大的人进步慢，通关也不如青壮年容易，但只要按照功法，认真锻炼，坚持不懈，不要操之过急，自然会水到渠成，玉枕关是可以通过的。

关于治病方面，我有痔疮，以前每周常有一两次便后流血。从练功起，3个月来再未流过血。我还有消化不良的病，经常口味不好，大便也不正常。练功后消化功能很快就恢复了正常，体重也增加了六七斤，这是从来没有过的。我还有左侧面部神经性抽搐症，现在也大为减轻。练功前血压曾高达220/120毫米汞柱，练功后已降到170/90毫米汞柱。虽还未达到正常数值，但已无头昏头痛的感觉。现在我信心十足，一定要坚持下去。

王沂暖

病例14　练功的感受和效果

年逾古稀的我，身体大有一年不如一年之感。至于多病，更不待言了。

有幸参加了真气运行法辅导班，历时一百天。在练功期间和结业后，我对许多问"练功效果怎么样"的同志答复是：好！很好！开始，我是半信半疑，三五天后变为相信，一个半月以后又变为坚信不疑了。我为什么这样说呢？这是因为以下事实教育了我。

1. 几年来，我患高血压症。练功前为 180/80 毫米汞柱，练功后稳定在 140/60 毫米汞柱。

2. 在练功不满一个月时，饭量由每天的 6 两增加到 8 两，体重由练功前的 120 斤增加到 124 斤。

3. 多年来的神经衰弱、失眠等症，练功两个月就完全消失了。

4. 近五年来，每到冬季头部怕冷，非戴棉帽不可。手指脚趾更怕冷，尤其是中指末节冷得发麻。这次练功正逢严寒季节，练功一周后暖气从内运行，贯通到指尖，怕冷现象完全消失。

5. 在三个多月的严寒季节中，只伤风一次，第二天就好了；原来走路脚跟不稳，行走蹒跚，练功后可以弃杖稳步而行；视力也有所增强，戴上花镜能看清楚五号字，能写小楷；听觉也有所增强。这都是练功前办不到的。此外，睡眠完全恢复正常，入睡快，能睡 8 小时。

6. 真气运行法确有"通督"的特点。我这 78 岁的老年人，通督时玉枕关处亦"轰"然有声，这也是出乎我的意料。

总之，事实教育了我，我有决心、有信心，将自己的"风烛残年"变为"老当益壮"。

关中哲

病例 15 真气运行法治疗经过

我患高血压和类风湿性脊椎炎，未做真气运行法之前，血压为 130/120 毫米汞柱，经常头痛头晕，不敢活动。脊椎经拍片检查，从第九胸椎至第一腰椎均有增生，经常腰背酸痛，翻身都很困难，颈项强直，头转动受限制。坐骨神经也受影响，有时痛得厉害，不能抬脚弯腰，尤其咳嗽、喷嚏时更为疼痛难忍。

我经过真气运行六十天锻炼，血压下降至120/90毫米汞柱，以上症状全部消失，只有阴天下雨时稍感酸困不适。兹将锻炼过程中的变化记述于下：

自5月12日开始坐功。第一步守心窝，在第十天逐渐发现心口发热、腹内作响、脐部蠕动等现象。22日至31日，第二步守丹田，脐下微动，热力像气流一样绕腰部转了两圈，共发生了两次（带脉通）。真气由尾闾上升至命门，像一个喷头向上喷水似的，半小时静坐，头部左侧有蚁走感。6月1日至4日，每次坐功时四肢即有跳动感，有时身体上浮，真气从尾闾、命门直上脖子，头上蠹动现象增多。6月5日至15日，由尾闾、命门有四指宽的热流沿脊椎上至脖子，脚心随呼吸而动。16日至20日，乳部有一种清凉感觉直抵心口，又一次真气由命门上升，力量很大，像一股水箭喷射似的冲通玉枕，随后气流从百会穴顺印堂而下，一呼一吸循环往复。百会与丹田上下呼应吸引而动。21日至28日，督脉通后浑身活动频繁，皮肤有痒麻感，身体有轻重感、凉热感，大小经络相继通畅无阻。6月29日至7月9日，入静良好，外呼吸若存若无，自感无物无我，只觉一股磁性吸引力在活动，身体非常舒适。

从前也跟人学过气功，花了几年的时间，花了不少的力气，没有一点成就，更谈不上减轻疾病。经李少波大夫传授真气运行法，仅仅两个月的时间身体起了重大的变化，病魔被驱走，疾病若失，确实喜不自胜。为此编几句顺口溜以表心情：

与病斗争，如上高峰。

良师惠我，真气运行。

至人至理，呼吸以重。

活力再生，济世良工。

救死扶伤，谆谆传功。

循乎自然，持之以恒。

光阴易逝，流水传情。

孜孜不倦，做好学生。

沈渭阔

病例 16 真气运行法比吃药好

我患低血压、糖尿病已六七年，曾休克过四次，面色青黄，睡眠多梦，晨起非常疲乏，两膝关节患风湿性关节炎，发凉发痛，阴天更重。

从 5 月下旬开始我用真气运行法治疗。开始每天做一至二次不等，效果比较慢。到 1 个月的时间才觉得心口有一股热流向全身扩散，持续时间很长，随着时间的增长，这股热流也延长了。以后每天做三次，每次约 40 分钟，由于坐功次数的增多和时间的延长，效果较以前明显了。7 月 5 日，我感觉一股热流从丹田经脊椎直通脖子，有一次做功感到身体小得像几寸长的小木棍。7 月 10 日一次坐功，感到全身发热，暖洋洋的像是春天，让人有舒服愉快的感觉。一次在坐功中自觉身体大得难以形容，两臂像是房梁，两手指像房椽那样粗。几天来头部像唐僧在念紧箍咒，面部麻酥酥的。7 月 14 日一股热气从丹田发出，顺脊椎向上猛冲直过颈、头、面部，一股接一股连续上升。17 日通督脉后，浑身暖洋洋、发痒，各处走窜跳动。两膝关节困酸，就像脱了节一样。一次从头部开始，沿头顶两侧向后下入脖子顺脊椎骨两侧下行到腿后面至脚趾，气流非常活跃。18、19 日两天，每次坐功浑身的皮肤下面就有像气泡样的东西咕嘟咕嘟地颤动。

以上的现象说明身体内部发生了极大的变化，因此疗效也相当好。经过两个月的真气运行法锻炼，我的脸色从青黄变为红润。睡得很香，梦也少了，腿上感到温热舒适，精神很好。

元冰心

病例 17　真气运行法防治感冒

我自幼体弱，且缺乏锻炼，未老先衰。1973 年患感冒引起周围神经炎，右下肢肌肉萎缩，多方治疗微有效果。由于感冒纠缠不已，虚汗淋漓，前功尽弃。

1974 年 4 月下旬，听李少波大夫讲授真气运行法，耐心练了两星期，腹内发热，充实饱满，肚脐跳动。二十天后身体前后微动，后腰发热。身上出现了预期效果，我也就更有信心了，坚持每天三次，每次做 1 小时，一般在 15 分钟后杂念减少基本入静，有时身体发热或清凉舒适，有一次肚内若空，不知是否存在。到一个月时腰背发热如火，沿脊椎上升，坐后有烫手的感觉，此后每次坐都是一样，并向全身放散。四十天后一次像有人在颈部用指头向上捣了几下，之后头部像有温水流动，又过了两天感到水珠由面部顺鼻尖流至喉部停止，感到闭气难受，五六分钟后消失。6 月中旬，头部水珠沿面部像一个倒三角形流至喉部，直流入丹田而散。6 月下旬，一次感到身如铁管中空，并有一种力量把自己提离座位似的，坐毕头脑清醒，身体凉爽，病腿也很轻快。此后每次练功后身体舒适，腿部凉麻感消失。手足心随呼吸而动，头顶有一种力量在活动。

我对真气运行法的唯一感受是把纠缠不休的感冒基本治愈。近两个月来虽也感冒过两三次，经过练功一小时，不服药不打针病就好了。腿病明显好转，再不出虚汗，这主要是真气运行法杜绝了致病之因。

王进德

病例 18　真气运行法治好了我的肠粘连

我是河西堡地区的矿山工人，1976 年 6 月因工负伤，当时休克长达 24

小时之久。医务人员为了挽救我的生命，及时做了腹部探查术。未料术后引起肠粘连，经常腹胀、胃胀，发生间歇性的肠梗阻，一犯病就上不能吃，下不能便，呕吐不止，身体日渐衰弱，抵抗力大减，时常感冒。自己觉得生命危在旦夕，身体上、精神上的痛苦折磨得我死去活来。一年来跑遍了兰州的各大医院，打针吃药、理疗按摩，效果始终不明显。在走投无路之际，偶于一同志处得到李少波大夫所著《真气运行法》一书。如法行之，不料竟在 22 天内将我的痛苦一扫而光。这是连做梦也未曾想到的奇迹。现将经过介绍如下：

1977 年 6 月 10 日开始练功，每天三次，每次 20 分钟。前五天感觉不明显，从第六天开始有感觉，至第十天，每做几分钟就开始浑身发热出汗，腹胀、胃胀有所减轻。第十天至第十四天，做功增至 1 小时，肠鸣排气增多，腹胀、胃胀已基本消失，食欲开始好转。第十五天，心窝部有热感，稍用意识引导即下降到丹田。第十六天至第十八天，丹田热感大增，腹内肠蠕动有时像翻滚一样。第十九天，在腹内肠翻滚了一阵后，觉得像空了一样，并且产生了自有病以来第一次饥饿感。第二十天至第二十二天，小腹产生了虫子爬行感，而且热向两肋扩散。第二十三天，天未亮我即开始做功，几分钟后丹田热感即向腰部扩散，渐而感到全身温暖如春，轻松愉快。

从此，腹胀、胃胀全部消失，也未发生过呕吐，体质较前大好，饮食有味。睡眠香甜，感冒也减少了。现在无论吃冷吃热都觉得受用，浑身轻捷，精力充沛，清爽愉悦，幸福无边。

康　民

病例 19　真气运行法治好了我的癔症

我于 1977 年 10 月 28 日晚突患眩晕病。当时天旋地转，呕吐，心惊，四肢发凉，坐卧不宁，病情十分严重。当即在兰州市各医院诊治，有的说是神经官能症，最后确诊为癔症。医院对我的病没有特效疗法，后经朋友介绍到中医院李少波大夫处医治。开始用中药、针灸治疗几次，后来就教我练真气运行法。

初练功时，思想静不下来，我就由少到多，每天坐功五至六次，每次约20分钟。五天后感到心口发热，热力逐渐向下走，以后丹田发热，小腹充实饱满。一个月后背部有一股力量沿脊柱向上，经后脑至头顶，头皮奇痒，脸上像有小虫爬动，四肢也发热跳动。以后每次坐功都有不同的感觉出现，如身体异常高大或极度缩小，有时轻飘飘的，有时很沉重等。我当时不能理解，幸得李大夫热情指导解释，并叮嘱各种反应都是真气在体内起作用的表现，这就坚定了我练功的信心。我就按照他的指导，集中思想每天坚持练功，慢慢地感到心情愉快，饭量显著增加，病情逐渐好转。两个月后，我的症状已基本消失，体重较未患病以前增加了10斤。有些久未见面的熟人都感到很惊奇，庆幸我癔症的痊愈。我也十分高兴，真气运行法使我恢复了健康，重返工作岗位。

王玉民

病例 20　真气运行法治病有感

我是个 15 年来未曾治好的肠胃病人。急性病拖成慢性病，患有胃下垂、十二指肠球部溃疡、结肠直肠炎（大肠萎缩、充血水肿、自发性出血，已经占位，侥幸尚未恶变）。此外，还有久治不愈的神经官能症、关节炎，长期腰疼、耳鸣。脑子像针扎样疼，失眠健忘，多梦恐惧。周身关节痛，肠胃痛，吃饭很少，身体消瘦，心跳气短，四肢无力，贫血、低血压。被疾病折磨得未老先衰，十分痛苦，耽误工作，先后四次被迫住院，无甚效果。正在这无可奈何、走投无路的情况下，抱一线希望前来参加真气运行法治疗。

在治疗中，大夫们热情指导我，第一步经过调息，注意心窝部，不到一周时间，心窝感到了胀、热、沉，气往下沉。第二步气沉丹田，感到腹胀、肉跳、肠鸣，每天做功八次自觉有点累，但精神很好。第三步筑基阶段感觉很多。气沉丹田后，腹胀、肉跳、蚁行感、肠鸣、排气多，感到丹田充气越来越多，形成气丘并逐渐增大，肠胃活动剧烈，但不疼。自觉胃在上升，饭量增加，大便成形，睡眠好转。通督后，全身疾病已被控制，病情很快好转。现在每天饭量增加到 1 斤 3 两，体重陆续增加了 10 斤。经中期钡餐透视，胃已上升到 6.3 厘米，基本恢复正常。十二指肠、结肠、直肠也恢复正常，血压亦有上升（105/70 毫米汞柱）。

徐　宏

病例 21　真气运行法为治疗肺结核开辟了新路

我患肺结核已经多年，经中西医治疗均未奏效，我几乎丧失了信心。从患病起整天萎靡不振，饮食不香，干咳不止，身体日渐消瘦。多次拍片检查，证实为右上肺结核，而且每一次拍片检查均比前一次加重，阴影扩大，空洞形成，并且出现痰中带血。

就在我心情沉重之时，听说甘肃李少波大夫来我省办学习班，我抱着试试看的心情，参加了旁听练功，谁知经过两个多月的练功竟然取得了意想不到的效果。今年 3 月初，我开始按李少波大夫的指导一步一步开始练，一个星期左右便感到心窝部发胀、发热，达到李大夫所要求的预期效果。接着再练第二步、第三步……练到 20 多天时开始感到右胸部疼痛，并且越来越剧烈，全身也不那么舒服，有一天竟咳出几口血来。这样，我便想中途停下来，后来一同练功的同志鼓励我坚持下去，我便将此情况向李大夫汇报，他告诉我这是好现象，说真气通过病灶会有反应。一个多月后即 4 月 21 日，我有了所谓通"小周天"的各种感觉，如头皮、嘴唇发麻等，此后整个身心好像豁然开朗一样。

在整个练功过程中，虽然中途一度有过一些不舒服的感觉，但精神、饮食、睡眠等各方面均有不同程度的改善，通"小周天"后这些方面明显好转，体重也较以前增加了。同志们都说我的气色比以前好多了。我心里分外高兴，抱着好奇心又去同一所医院再一次拍片检查，对照以前的片子，医生和我都感到惊奇，只见肺部结核灶比以前缩小了三分之二，肺空洞也已愈合。想不到久治未愈的肺结核经过两个多月的练功好转得如此迅速，可以说真气运行法为肺结核的治疗开辟了一条新的道路。

黄爱民

病例 22 真气运行法对胃下垂有疗效

昔闻李少波大夫亲临讲授真气运行法，我抱着治病的希望来到学习班。我患多种慢性病，尤其影响生活和工作的是三度胃下垂。患此病已 8 年，身体日益消瘦，倦怠无力。站立、走路或手持重物时小腹便坠胀难受，饭后必须坐着或卧床半小时到 1 小时，长期以来依赖人工胃托方可活动。练功不到 1 个月的时间我就获得了显著的疗效，症状基本消失，精神好转，并已解除了胃托的约束。此后身心轻松，我像一个残疾人丢弃了拐杖能走路一样喜悦。现在体力也有些好转，能够做一些轻微的家务事了。过去经常感冒，服药也难控制，练功以后，虽因衣着不慎也患感冒，但每次应用"六字诀"呼吸法加练功一两次，症状即可减轻，不需服药便能痊愈。

虽然获得了初步的成绩，但由于主观努力不够，我的练功效果与其他同志相比还是落后的，直到现在还未达到一个飞跃——通督脉，总结其原因有三个方面：一是杂念多，入静不理想；二是感冒频繁，影响功效；三是身体素质太差，元气不足。失败为成功之母，我决不灰心，回顾练功过程中真气在体内的活动情况，我坚信自己能在今后日积月累的实践中逐步提高功效。

经过学习班的短期训练，我开阔了眼界，增长了知识，初步了解到真气运行法与医学的密切关系。我认为每一个医务工作者都有学习真气运行法的必要，尤其是中医界同志有必要把它当成必修课。为此，我建议卫生部门不仅限于宣传，最好能普及学习，组织实践，继续开办学习班，为加快发掘中医学宝贵遗产，为提高我国人民的健康水平而努力。

何汉英

病例 23 高血压、冠心病患者要练真气运行法

我是一个严重的高血压、冠心病患者。这次参加了真气运行法的学习，虽然目前尚未达到理想的通关要求，但我的病情有了很大的好转。

入院医治一个星期后我就参加了真气运行法学习。练功之前，我经常失眠，服安眠药也无多大效果。每天常眩晕、胸闷，经常感冒，食欲不好。除此以外，还常有阵发性房颤发作，十分苦恼。自参加真气运行法学习班以来，我一次感冒也未患过，并且感到头脑清爽，食欲很好，三个月来体重增加了4斤。我于每晚睡觉前坐一次功，便一觉睡到天亮，失眠现象基本上没有了，这个变化令我太满意了。

自1974年以来，我因高血压、冠心病住院共十一次。血压最高时为230/130毫米汞柱。1979年5月1日因频发性房颤一个多月，我准备电复律治疗，当服奎尼丁试验时，转为阵发性房颤，此后经常发作。我曾两次因脑血管痉挛入院，被大夫下病危通知书。去年1月3日因左半身瘫痪入院，后经牵正散及针灸治愈。总之我是病魔缠身，随时有生命危险。

自参加真气运行法练功两个多月以来，我的病情显著好转。阵发性房颤没有发生过，血压正常（150/80毫米汞柱），并且感到身体舒适，体力增强。在这种情况下，我逐渐减少每天所服中西药物。经过25天之后，我停掉了全部中西药物。这使我感到无比兴奋，因为我的"药罐子"抛掉了。

李木生

病例 24　真气运行法能治疗慢性结肠炎

　　我是一个患有慢性结肠炎十几年的人。经医院检查整个结肠有炎症，降结肠萎缩。以前经常腹痛腹泻，近几年来又出现大便干结与溏泄交替。由于大便经常干燥难解，又患了痔疮，发作起来疼痛难忍，并且经常便血。久而久之，身体拖垮了。虽然经常服用中西药物，但只能使症状减轻一点。近一年来，由于自己练了太极拳，虽然身体比以前有了好转，但慢性结肠炎仍未见好。

　　今年3月1日开始我参加真气运行法学习班。初学时由于思想不能集中，感觉腰酸胸闷，练功效果不好。后来采用了老师讲的"数息法"，四五天之后每次呼气时便感到心窝部发热，胃部感觉舒服，虽然饭量未增加，但能够坐得住了。一周以后，小腹发胀，肠鸣音增强，排气增多，并出现腹泻，每天两次，大便量多，味臭色黄。练功19天后，丹田发热，降结肠处发胀，尾闾部位跳动如针刺一般。一个月之后，一天在练功时感觉有股热流从尾闾部位沿夹脊往上冲，似有人推了一把，头部轰隆，身体震动，呼吸急促，心跳加快，出了很多冷汗，全身发冷。当这些感觉平息之后，身体慢慢发热，全身感觉轻松，头脑如用凉水冲洗后一般清爽。自从通了小周天之后，虽然没做检查，但结肠炎的症状消失，大便恢复正常，再也没有出现过腹痛，其间没有用一点药物。现在我精力充沛，体质也比过去有所增强了。

邱爱华

病例 25　"真法"对骨折的疗效

　　本人朱国瑜，女，医务工作者。练过真气运行法，并通督。1988年9月1日因骑车摔跤，致伤左臂。左臂下垂、疼痛，活动受限，经X线确诊为

"左肱骨外科颈外展性骨折"，遂以练习"真法"自治之。

　　练功第一天骨折处疼痛剧烈（痛则不通）；第二天骨折处向前后发力，力量很大（气行复位）；以后疼痛逐渐减轻，一周后一次眼前突然出现一片黑幕，并在幕前呈现一根完整的肱骨，一现即逝（返观内视）；以后练功时骨折与关节处发热，并有气流运转；45 天后练功时出现肩部由下向上耸动（气行牵引）；54 天后去除固定夹板，每天早晨加练"五禽导引"，加强关节、骨骼与肌肉的功能锻炼。经拍片复查，骨折处骨痂与对位、对线均良好；后经数月功法锻炼，左手握力、左臂的伸长度及关节活动基本恢复，并未留下任何后遗症。像这样处在外固定非常困难的部位，又属老年性的骨折，能如此疗程短、愈合快、功能恢复神速，绝非常规骨折治疗所能达到的功效！

朱国瑜

病例 26　"真法"使我获得了行动的自由

　　我是郑铁二段水电队的一名普通工人。1986 年以前身体非常健康强壮，不幸的是在 1986 年 1 月 15 日施工中，因乙炔罐爆炸，身受重伤：右腿胫骨粉碎性骨折，胫骨上端骨折；左膝关节脱位，韧带断裂，动脉与静脉血管全部断裂，骨盆粉碎性骨折；血压 40/20 毫米汞柱，脉搏、心跳微弱，生命垂危。先后做了 6 次手术，术后由于伤口感染化脓，左膝关节粘连融合未能复位，骨盆、左右趾骨、坐骨错位未能整复愈合，左腿内翻，双踝关节、双膝关节强直，不能活动，双腿不能正常分开，活动受限。由于肌腱和血管都是手术缝合连接，血脉流通不畅，致使两腿冰凉、麻木、肌肉萎缩，不能站立，不能活动，稍一活动疼痛难忍。经省内外各大医院多方诊断，都说像我这样的综合性外伤能保住命就不错了，其他治疗也没有更好的办法……

　　此时此刻我痛苦万分，时时产生生不如死的念头。

　　1. 绝处逢生，真气运行法给了我生存的力量。在我痛苦万分的时候，真气运行法创始人李少波先生应河南省中医学会气功学会、郑州市气功协会联合邀请，千里迢迢来郑州传授功法。我听闻此法能治疗疑难病症，就抱着一线希望，参加了功法的讲习班。当时我是生活、行动都不能自理，全靠我爱人抱着。我是一名普通工人，文化知识浅薄，对功法一窍不通，老师怎么讲我就怎么练。1987年5月18日开始练第一步功，五天以后，感到心窝部发热，继而热感逐步下移。开始练第二步功，一天后，感到手脚热、胀、麻，有一种触电的感觉。尤其是双膝关节及左髋骨部更明显，手术过的部位和刀口疼痛难忍。在李老先生的帮助下，真气终于冲过了伤势严重的部位，皮肤由苍白逐步发红。血管明显增多变粗，萎缩的肌肉得到了改善，两腿有力量，右膝关节开始能伸展活动了，在别人的扶助之下，我可以站立。腿不发抖了，并可勉强移动几步。这更加坚定了我练功的信心。由于我刻苦练功，九天就打通了任督二脉。

自从通了小周天，全身发生了激烈的生理变化。6月11日，双膝关节与骨盆处发出咯吱咯吱的响声，左腿自发向外蹬，好像有一种很大的力量向外一拉，疼痛钻心。此时我疑虑重重，不知怎么办才好，李老先生耐心地解释，这种现象属于自我治疗、自我修复的反应过程，不要害怕，这是治我病的好兆头，并嘱咐我要继续练功。果然三天后疼痛消失，两腿轻松，自己扶着墙或其他物体可行走一段路。右膝关节可稍作弯曲活动了，内翻情况也得到了改善，双腿分开的幅度较前增大，融合的左膝关节可摸到一条明显的缝隙。当时拍片作了比较，啊！变化太大了。这使我信心百倍，真气运行法给了我重新站起来的希望，给了我重生的机缘和力量。

2. 奇妙变化，真气运行法使我站了起来。通了小周天，还要通大周天。7月1日双腿凡是做过手术的部位和伤口化脓处肿起了一条硬痕，热、胀、痛，比以前还要难以忍受。这时李老先生给我讲中医理论"痛则不通、通则不痛"的道理（以前我并不懂这些道理，李老讲："由于你双腿多次手术，损伤了经络，真气不通。一旦真气通过去了就不痛了"）。果然过了两天，自觉有一股气流很明显地从膝关节及损伤部位一穿而过，肿胀消失，左膝关节和胯关节活动幅度加大，不用别人搀扶自己就可以站起来了。

在学习班快要结束的十几天中体内变化更大。7 月 14 日我体内的变化太不平凡了。活动到了哪里，哪里就发生自发性的功能运动，左膝关节尤为显著。有一次，光团停在胞中穴，即发生全身性难以控制的活动，当时觉得自己四周都长了眼睛，双腿和双膝关节都有一股很大很强的力量向外拉，并不感到疼痛。开始做了一套高难度的动作，俯卧撑五次，用手指尖和脚尖支撑，乌龙绞柱、鲤鱼打挺、地躺十八滚等动作。这样翻滚了两个多小时，自己倚着墙壁站了起来，双腿交替猛蹬下压，两手放在头顶百会穴行三五息，双掌不变，沿身前任脉下行至下丹田处，左右摆动数次，而后气力十足地向前走了三大步。这三大步是我受伤后躺床一年半，在没有别人的扶助、没有任何物体的支撑下，完全靠自己走出的。这是我做梦也没有想到的，在真气运行法的功力下，我这个被省、市各大医院判为不治之症的残疾病人能走了。当时我激动地拉着李老先生的手，热泪长流，一句话也说不出来。在场的学员也很高兴，拍手向我祝贺。

自此以后，我可以扶着栏杆下楼，由病房走到练功房，又从练功房走到食堂去吃饭，距离大约 60 米。这是多么惊人的 60 米啊！这是我一年多来第一次走路、第一次上下楼，我再一次感谢李老先生，是他老人家创编的真气运行法，使我这样的残疾人重新站起来了，使我获得了新生。等到百日功满后，我已行走自由，做饭、洗衣等家务均可自理，再也不需要别人的照料。

3. 拍片比较和自我感觉。真气运行法学习班结束了，我可以行走了。我的病情上有什么变化呢？我把练功前和练功后的病情做了比较，变化是很大的。1987 年 8 月 27 日与 1987 年 6 月 24 日骨盆片相比，据骨科大夫诊断报告：原病例脊柱向右倾斜约为 20 度，通过练功两片相比，脊柱的倾斜度得以纠正，约为 10 度；原骨盆上提，现降低约 2.5 厘米；练功前左髋与脊柱的夹角为 30 度，新片夹角为 50 度；半脱位的左膝关节已复位；原关节粘连，新片相比，左膝关节已有明显清晰的间隙；以前拍骨盆片不能仰卧和自己翻身，须在三四个人的帮助下才能拍，现在仰卧或翻身都自如轻松；两腿分开的程度原为 20 度左右，现在为 60 度左右；以前左腿比右腿短 4 厘米，现在为 1 厘米；两足踝关节以前都是强直的，现在可以成 90 度，活动自如；原来右腿股骨和右膝关节都用金属螺丝固定，骨科大夫讲需要固定两年，通过练真气运行法 100 天后就取出了螺丝。1987 年 9 月 26 日在郑铁医院取出螺丝，手术时，在场的骨科大夫看到螺丝的变化情况都非常惊讶，固定的螺丝都是松动的。右腿股骨原来断了成三截，由五个螺丝固定，最下边的两个螺丝要退出，右膝关节螺丝切开皮肉就掉了下来，大夫们都奇怪地说是活动量过大引起的变化。他们当时并不知道我练功，手术后我才告诉他们这是我练真法的结果。大夫们都很欣赏和赞扬此功法。由于我的损伤是综合性和开放性的，当时骨科大夫断言，以后可能会引起骨髓炎和败血症，因为我体内输了别人的血。1991 年 3 月，我又拍片，诊断报告：凡各受伤的部位骨痂增厚，无其他异常。骨科大夫讲，成年人的骨质长到一定程度就不会有新的变化，况且我是受过重伤的人，骨痂增厚对我来讲是一种好现象。据自我感觉和拍片检查都证明，不但没有如骨科大夫所说，而且无论在病理上还是生理上都是健康的变化。真是意想不到的效果和收获，怎能不令人喜出望外、衷心地感激呢？

张香叶

病例 27　真气运行法对脑肿瘤手术后遗症的疗效

1981 年末，我因脑肿瘤恶化导致瞳孔散大，脑疝休克，病危入院。手术中切片活检结果为"脑中央回多型性母细胞胶质瘤，Ⅲ级恶性肿瘤"。两次开颅切除了 4 厘米 ×5 厘米 ×6 厘米的脑组织，跟着又进行大剂量放疗及化疗。虽捡回一条命，但已是身体极度虚弱的偏瘫残疾人了。手术医生告诫说，这种肿瘤复发率极高，国外资料（当时的）记载，术后存活只有两年半；又因为大脑细胞不能再生，要恢复正常是不可能的，更没有这方面的特效药。

　　1982 年秋，求医无门、面临绝境的我，经朋友介绍按照李少波教授的《真气运行法》第一版本，开始了学练真气运行法自医自救的漫长道路。求生的欲望和别无他路的绝境，逼迫我怀着"只有试试看"的心态坚持着。慢慢地始料不及的神奇效果陆陆续续出现了。到 1983 年，原来因放疗、化疗致使不及正常人一半的白细胞值回升到正常值了，睡觉不用服安眠药了，歪斜的嘴脸复正了，说话开始流畅了，可以坐稳、站立了，精神也好多了。到1984 年，我不但没有死（连手术时进行细胞活检的检验医生对我还活着也感到惊奇），而且还可以拄着拐杖学走路了。我自知疾患深重，体质起点太低，不能与正常人比，更不能急于求成，但奇迹般的疗效坚定了我长期坚持真气运行法锻炼的信心。到了 1987 年，我已可以丢掉拐杖，自由行走了。后来我又参加了李教授亲自来广州举办的"真气运行法学习班"，有幸得到他的言传身教，从理论到实践，领悟并体验到"真法"是通过练功，促进体内各脏器的运动，产生生理变化，达到自我调节、自我平衡，充分发掘自身潜能，收到自我修复的效果。我在学习班上真法锻炼进了一大步，特别是通了小周天后，整个人都产生了根本的精神焕发的感觉。

　　如今我已坚持真气运行法锻炼 10 年了。当年为我动手术，对我的生命和康复下过"不可能"断言的医生又为我做新结论了，他肯定地说我"已同死神告别了"，并鼓励我坚持下去，争取更大限度的康复。我希望以我的奇迹，同众多被病魔纠缠得"没有希望"的朋友们说明：学练真气运行法，坚持下去是大有希望的。

麦志文

病例 28　真气运行法治愈我的类风湿症

　　四年前的冬天我开始发病，症状是四肢大小关节先后出现不同程度的红、肿、痛，特别是肩、膝关节的剧痛，有时我被折磨得彻夜不能入睡。为了解除疾病的痛苦，我曾积极地进行治疗。在几个月的时间里，我先后求了几家医院的中医、西医，做了多方面的治疗，但都未能控制病情的发展。病发初期，血沉是30毫米/小时，后来升到90毫米/小时；部分关节（腕、指、踝、趾）出现畸形；肩痛得不能穿衣，膝痛得不能下蹲，影响到生活自理。为了配合治疗，我还照医嘱忍痛做一些适当的运动，但都未见效果。许多医生都说此病无法治好。中医建议练气功，我治病心切，便毅然下决心学习气功。当时适逢李少波老师来广州军体院开办"真气运行法第三期学习班"。我每天忍痛前往学习，在路上要花3个小时，往返转六次公共汽车。经过20天的学习之后，病情略有好转。学习班结束后，我按李老师的指导方法，每天坚持练功。经过一段时间之后，症状明显减轻，各关节的活动也逐步恢复。在这种情况下，我每天除坚持练功和运动外，再没有服用过任何药物。

一年后，各关节的症状就基本消除，血沉也正常了，为15毫米/小时，各关节的活动功能也恢复正常，变形的关节已基本恢复原状。

从此，我坚持天天练功和运动，三四年来疗效非常稳定。

这是我练真气运行法的亲身体会，愿为罹患这一难治病的患者们推荐这一可靠疗法。

董　曼

病例29　真气运行法使我获得新生

我是宁夏西北煤机总厂电机厂职工。1982年我得了胃病，诊断为胃炎，打针吃药，久医无效，病情越来越重。1987年12月，我住进了解放军第五陆军医院，确诊为胃角低分化腺癌晚期，做了切除手术。当时，我身体极度虚弱，体重60斤，白细胞$4 \times 10^9/L \sim 5 \times 10^9/L$，医生担心我下不了手术台。手术时，发现胃、肠、子宫都互相粘连在一起，难度很大，胃被切除9/10，又做了肝活检。手术后，吃不进饭，喝不下水，身体更加虚弱。1988年3月至11月，我连续做了三次化疗，效果一直不好。头发开始大批脱落，病情继续恶化。医护人员对我丧失了信心，认为我只能活两三个月，最多能活1年，我自己也失去了生活的勇气，想一死了之。正在这时，宁夏真气运行法研究会在陆军第五医院办真气运行法疗养学习班，医生劝我练功治疗。这样，我怀着一线希望去报名，别人都不敢收，是李少波老师做主收下了我。1988年12月我参加了学习班，当了一名插班生。当时学习班已开始教第二步功，我就白天跟班学，晚上在病房练，很快就产生了明显疗效。一练功就感到浑身如处冰窖，冷得直打哆嗦。练到第四步功时，不仅冷得厉害，而且头部开始发胀、麻木。练功第二十天，我感到头部似乎要炸开一样，练着练着，突然感到一股沁人心脾的强大气流一下子从头上冲到脚下，顿时全身震动，出了一身冷汗，眼泪都流了下来，但头脑一下子清醒异常，浑身感到特别舒畅。我通关了。通关三天后，医院又做了全面检查，奇迹出现了。与20天前相比，我体内血小板由 $60 \times 10^9/L \sim 70 \times 10^9/L$ 上升到 $150 \times 10^9/L \sim 200 \times 10^9/L$，血红蛋白由 $40 \sim 70$ 克/升上升到 110 克/升，白细胞由 $2 \times 10^9/L$ 上升到 $4 \times 10^9/L$，恶化症状基本消失。这件事一下传遍了整个医院，医护人员感到非常惊奇，我家里人也非常高兴，办班的老师们也感到很欣慰。从此，我坚持练功，病情不断好转，身体也逐步恢复。1989年3月3日，我出院了。走出医院的大门，第一次感到阳光是那样的明媚，心中感慨万千，是真气运行法使我战胜了病魔，给了我新的生命！

近年来，我坚持每天练功，身体不断康复，1989年和1990年两年中，三次应约去复查，都诊断为病症消失，身体健康。1990年11月，我重新回到了工作岗位，开始了新的生活。

我一定牢记李少波老师"永远坚持永进步"的教导，通过自己的实践，为真气运行法的推广、普及和研究做出贡献。

赵 虹

病例 30　"真法"奇效

　　我是河北省农林科学院离休干部，女，大学文化。

　　我是多种疾病的患者。1972 年诊断为冠心病，1988 年 10 月病情突然加重，1989 年住院治疗三个多月，虽有好转，但未能控制心绞痛。胸闷、心悸、心慌、出虚汗等症状一天发作多次，面如土色，指甲发紧，不思饮食，生活已完全不能自理。1989 年又查出隐性糖尿病、高血脂、脂肪肝等综合性老年疾病，出现脑动脉硬化，脑轻度萎缩，目视双影，经常头晕、头痛。

　　战争时期生活条件差，我记得 1946 年冬天有天下午吃小米干饭，第二天反胃吐出还是小米，不消化，下午腹胀难忍，落下了沉疴痼疾。经常烧心反酸，一口气吸得不顺就引起肠胃痉挛，痛起来几天不能吃喝，所以胃得宁、普鲁苯辛、胃舒平等药不能离身。

　　1959 年我患上急性泌尿系感染，后转成慢性，生活稍有不规律立即发病，呋喃旦丁常备，严重时就得住院治疗。还有膝关节炎、肩周炎、鼻窦炎、咽炎、老年性阴道炎。总之，我是内病、外病、大病、小病样样皆有。我已失去了对生活的信心。

　　正在我冠心病频繁发作、无法控制，生活不能自理之时，朋友送来《真气运行法》一书。阅读后我觉得"真法"简便易学，就喜欢上了。回忆起来，当时学练功是很困难的。一是从前没有接触过气功，缺乏气功知识；二是没有指导老师，想出去走访求知，自己却又不能外出。在这种情况下，我决定以书为师。从 1990 年 1 月开始我苦读"真法"，逐字逐句反复学习，为了加强理解和记忆，边学边写笔记，把经络行气路线、真气运行与时间的关系制成图表。书中的练功小结逐例读一遍，又对问题解答逐条阅读，读后反复琢磨，认真思索。从而产生了信心，有了希望，决定立即实践，在锻炼"真法"上找生路。1990 年 2 月 20 日我开始实践。在实践中做到练功前必读与所练进度相应的章节，反复读，认真思索，读后即练功，并且在练功中体会其意，这样做效果很好。一天 24 小时之中最多时练功 8 次。对于练功是否正确，无处请教，就以功后身体是否舒服来验证。出现什么反应，从病例之中去对照，如自发运动很强烈，经查找书中有记载，才放心地练下去。在完成第一步功后，通了周天，精神面貌大有改观，觉得路子对了，比吃药的效果强多了，从而对"真法"产生了浓厚的感情，每时每刻、行立坐卧都思索着练功，家人说我成了"气功迷"了。这时我产生了一种信念，就是四十多年的革命生涯已告一段落，晚年就把练功作为生活中的头等事业，锻炼成为一个健康老人，还可以为社会做点有益的事情。这个信念是我练功的支柱，也是我练功成功的诀窍吧。

经过 20 个月的刻苦锻炼，我的身体发生根本的变化，已从百病中解脱出来了。

（1）冠心病是致命的病。我从开始练功后逐渐减少药物，到完成第一步功时即全部停止用药，至今没有用一片药，冠心病也没有发作过。经多次心电图检查，已恢复了正常，一切症状消失，自我感觉非常好，二十多年来胸部没有像现在这样轻松过。

（2）在完成第一步功后，肠胃消化就开始好转了。吃饭香甜，饭量增加，特别高兴的是最痛苦的肠胃痉挛没有复发过。当饮食失调、胃不舒服时就开始练功，功中满口津液徐徐下咽，时间不长就舒服了，比吃药快得多，所以那些胃药全部丢掉了。"真法"成了自带保健医生。

（3）泌尿系感染是一种很痛苦的顽疾。20 个月中，只在 1991 年春节因妄作劳而发病。我没有先用药，而是立即练功，一次功练了 4 个小时，真气就在膀胱经、肾经、尿道往复循环运行，真是奇妙极了。"真法"治病自寻目标我体验得一清二楚。初次遇到这种情况，我担心再发病就服了两片呋喃旦片，实际也不起作用。每天加练两次功，两天症状就消失了，至今未再复发。

（4）每年夏天被黑蚊叮咬是一大隐患。凡被叮咬后，就起大红疙瘩，痛痒难忍，局部发烧，抓破就感染，每年夏天都成为负担。可今年夏天被咬的地方也不少，却没有起一个疙瘩，脚气病也好了，我高兴极了，就去问医生这是什么原因，并述说了练"真法"的情况。医生说："可能是免疫力的作用"。练"真法"增加免疫力这是已经验证了的问题，我算是又一个实例吧。

1989年8月住院治疗时检查出以下病症：

（1）冠心病。经治疗3个月，仍未控制症状发生。到1989年10日检查心电图仍是冠状动脉供血不足，T波低平，STU5压低0.05。于1990年2月开始练功，未用任何药物，经常检查，心电图逐渐好转，于1991年10月16日B超检查，心脏结构未见异常，肝、胆、胰、脾、肾未见明显异常。心电图窦性心律，大致正常。

（2）高脂血症。

（3）隐性糖尿病。住院时查血，血糖130，又做糖耐量试验异常。1991年10月16日查血，血糖104，已正常。

总之，经过20个月的"真法"锻炼，我的身体得到了根本的改变，一切病症都默默地消失了。全身轻松，精力充沛，动作敏捷，耳聪目明，心情愉悦。离休在家，家务事都能干了，而且不觉疲劳，我已经成为一个健康的人了。很多老同志为我恢复健康而高兴。省科委党委书记说："你是练真法的真正受益者。这次你能不远千里来杭州就一切都证明了。"

我修炼真气运行法收到了这样好的效果，首先是我选择了真气运行法这样宝贵的功法。经过一年多的锻炼，有以下几点体会。

（1）功理不明功难成。真气运行法是国内外公认的好功法。我自学自练"真法"虽然也收到了良好的效果，但对功理功法不甚明了，只是有觉而不知，混沌着练功。要想达到李少波老师对"真法"功效设计的目的，必须真正理解功理功法。今年4月我有缘当面聆听了李老师讲授真谛，功中指点，对功力的长进可大不一样。除此之外，还需要自己认真学习"真法"一书，深刻细微地体会、领悟其道理，才能在修炼中提高悟性，收到功效。

（2）修炼"真法"必须有坚强的毅力，持之以恒，刻苦练功，不论遇到什么困难也要坚持下去。我每天坚持六七个小时的练功时间，节假日也不间断。练功时间不接待客人，不接电话，排除一切干扰。最重要的是相信"真法"是真的，法正、气正，诚心诚意地修炼，才能有成效。

（3）贵在专一，才能深入进去，在修炼中悟出"真法"的真谛，得到真果。只有练功的热情，而朝三暮四，难以收效。

（4）真气运行法称为医疗保健功，名副其实。谁练功谁受益，早练功早受益，一人练功全家受益。我和老伴、小孙子一起居住，这一年多他们都没有患病。有病治病，无病健体，"真法"已经起到药物所不能起的作用。个人得到了健康幸福，同时给全家人也带来了幸福和欢乐。

今后功力长进快慢就在于"师父领进门，修行在个人"了。

李素贞

病例31　学练真法　其乐无穷

金华有位老同志名叫丁克，原是金华教体委主任。过去转战南北，生活艰苦；新中国成立后工作紧张，积劳成疾，离休后，可以说全身都是病。较突出的是脉管炎严重，两足发黑，走路痛，坐着痛，站着痛，睡着也痛，以致多年夜不成眠。他曾几次到上海、杭州等各家大医院诊治，共同的结论就是截肢。截肢，那不是成了终身残废了吗？经考虑再三，他毅然返回金华。由于体力渐衰，各种疾病袭来，不到两年时间接连在金华中心医院多次住院，动了三次大手术，胃切除、脾脏切除等，内脏系统残缺不全。一年四季十多种中西药物不断，加上心脏病时有发作，行动十分艰难，不用说爬楼梯，就是平地也步履艰难。像丁老这样全身都是病的老病号，医院大夫们见到只是摇头。他的身体已是日薄西山、朝不保夕的绝境了。

就在这时，1991年他参加了金华老年大学的真气运行法班。在老师的指导下，经过日复一日、年复一年的修炼，丁老迎来了人生的第二个春天，意想不到的奇迹出现了。丁老的脉管炎不但痊愈，而且两足的皮肤也由黑变白转红，气血流通，每天能步行20多里，或到野外去钓鱼。自从参加真法修炼以来，他不吃药、不打针，常年的药罐丢掉了。去年底，偶然在街上碰见十几年来未见面的老同事，许多人竟不敢相信自己的眼睛了：一个危在旦夕的病号，竟变成容光焕发的健康老人。用丁老自己的话说，"学习真法，其乐无穷"。

真法怎么练？丁老说："首先要有坚定的信念"。真法究竟能否防病治病？这个问题要有明确的答案。要坚信真法在养生治病益智等方面都有极好的效果，甚至是惊人的效果。自己身体的健康要自己去创造，只有抱着这个信念，才能坚持练功不动摇。其次，必须要坚持苦练，练功实际上是磨炼意志。丁老几年如一日，每天子时坚持修炼不少于两小时，从不间断。他说："学功不练功，到老一场空。"只要掌握练功要领，按部就班地坚持下去，美好的光景必在前头，必定会在实践中品尝到真法自我保健的乐趣。第三，在练功过程中要不断"悟"。功法的学习，实践性很强，必须在实践的基础上去认识、去提高。所以这个"悟"字非常重要。用丁老的话说，"要得成果，要靠自己去钻。"不去钻不去探讨，是无法深入的。

李一鸣

病例32　真气运行法真棒

我从教育工作岗位上退休已多年。早在1985年就感到胸闷、憋气、全身乏力，经检查，诊断为早期冠心病。此后长期服药，但总不见痊愈。到1994年春季，病情急剧发展，原来心跳每分钟90次，早搏间歇时间较长；后发展为心跳每分钟100次，室性早搏连续不断；到1995年春又增加了房性早搏。医生说，稍不注意就有可能成为房颤。最痛苦的是每天凌晨4点左右，心痛、胸闷，呼吸困难。虽几经住院治疗，但仍时好时坏，我思想十分紧张，几乎丧失了治病信心。

1996 年 4 月，市老龄委举办真气运行法学习班。指导老师介绍了真气治病的基本原理，我抱着试试看的态度参加了。练功到 15 天左右，就觉得静坐时身体不由自主地动起来，并伴随着肠鸣、瘙痒、腹胀等。指导老师耐心地告诉我们，这是真气在体内运行的反应，只要坚持定能见效。此后，胸闷好转了，心窝比以前舒服多了。本来每天早一片晚一片的药物就开始停了。学习班结束后，遵照老师嘱咐，我在家每天坚持练功三次，到了第三十五天感到腰间、脊背有气在上下左右移动，玉枕关和头顶特别胀痛，有时练功结束头顶还在发胀。后经指点，头顶胀时眼睛内视鼻尖，气就会下沉。果然到了第三十七天，气真的通过鼻、口腔又回到下丹田了，这时全身轻松极了。到第三十九天，坐下练功 10 分钟，我就感到小腹有气，并且迅速从脊背到头顶，再由鼻尖到胸部到小腹，"小周天"打通了。此后，我天天早晚练功两次，晨练后再练太极拳半小时。至今我基本上达到了一呼气入丹田，一吸气入脑海。半年多来，自我感觉早搏、胸闷、心动过速、脸浮肿等症状都已消失，走路轻捷多了。

吃了十年的各种中西药物都已停了，医药费开支大大节省，过去报销一次总是上千元，今年只有几十元。现在，我单位好几位同事都期盼着老龄委再次举办真气运行法培训班。推广真气运行法，确是利国利民的大好事。

朱　霞

病例 33　"真法"治愈我的类风湿关节炎

我是一个多病缠身的患者，类风湿性关节炎尤为严重。1970 年曾一度难以行走，1972 年春关节炎发作，抗 "O" 1664，血沉 48，低烧，无法坚持工作而病休。经过激素和中草药的治疗，病情减轻恢复工作。1973 年春，病症复发，抗 "O" 800，血沉 40，于是再度病休。之后，抗 "O" 降到 500，但病未除根，每遇气候变化仍痛苦不堪，加之自幼体弱，这病那病，恶性循环。自己常有一种死不了也活不好的感觉。

1990 年春，李少波教授来杭传授真气运行法，我抱着试试看的态度参加了学习。不料没几天心窝部便有了感觉，并且经过短短几天的学练，在学习班上通了小周天。期间身体也有所变化，特别是手指、脚趾，时而如触电，时而似针扎，手心的黏汗不断。牙痛，腮帮子肿得老大，咳嗽，吐丝状白沫。并伴有一些平时没有出现过的古里古怪的现象，如无端哭泣等。整个身体简直乱了套，当时真有点坚持不下去，家人也有点害怕。李教授说，身体有病变部位，真气通过时便会发作，甚至比原来更严重，一旦真气通过了，病就好了，鼓励我坚持五步功法的练习。我坚持了，如此经过一段时间的煎熬和锻炼，牙肿消失了。一年多后，类风湿性关节炎好了，而产后得的咳嗽病也不犯了，体质和精神面貌大有好转。1995 年再检查，抗 "O" 500 以下，血沉 2，全都属正常范围，几年来我的关节炎没有复发过。我坚持练静功，每天中午、晚上必练一会，并牢记注意呼气、放松这一要点。我相信，我的身体只要坚持练功，一定会越来越好。

赵秀英

病例 34　练"真法"没有气感也能强身祛病

我幼年先天不足，后天亏损，求学时代用脑过度，患神经衰弱、消化不良等多种疾病。学练真法前还有慢性胃病、牙周炎、便秘、血压偏低、眼底动脉硬化等。曾几次住院，吃药打针也不少，但没有明显效果。

1990 年 10 月我开始学习真气运行法，初级班毕业后又上了提高班、师资培训班，并且取得了辅导员的资格，参加了真气运行功理功法研讨班。后来又一次参加初级班、提高班，前后练功有 6 年之久，颇有些体会和心得。

我练真气运行法能够入静，但是没有气感，感觉不出真气运行。遵照李少波老师"功夫决不亏负人"的教诲，我坚持练功，终使身体发生了一系列的可喜变化。

首先是慢性胃病好了。练功促使肠鸣、放屁多，有一次大便排出大量小块的粪块。从那次之后，肠胃内感到非常舒适，食欲明显增加。我今年 57 岁，练功前每天只能吃 4 两饭，吃后不消化、嗳气、打饱嗝、胃胀、腹满，而现在好多了。还有牙齿过敏，冷了不行，热了也不行，吃饭时要热几次。家人虽无怨言，但非常辛苦，我自己也深感过意不去。练真气运行法之后，这种现象消失了，冷热均可吃。

其次便秘现象没有了。我在国外工作期间，由于吃的东西精细，纤维素较少，形成便秘，3～5 天才大便一次。后来日益严重，每次解大便十分困难，严重时得用开塞露，用手去一点一点地挖出来。练真气运行法后，感到呼吸畅通，每天能够排便，大便不再困难，我感到很舒服、很愉快。

再次是睡眠深沉、平稳。我是一个高级工程师，中青年时代起睡眠就不大好。练真气运行法以后，感到头脑清醒，精力充沛，有时连续写作两三个小时也不感到疲倦。我的血象也有提高，红光满面。眼底动脉硬化结合功友教我的洗眼方法，也得到了很大的改善。

我体会到真气运行法能培补元气、扶正祛邪，是防病健身的好功法。一个观念要反复强化，反复提高。我每参加一次学习班，每参加一次集体练功和讨论，总有些新的收获。所以，学真气运行法要活到老，学到老，练到老，生命不息，练功不止。

刘治昌

病例 35 "真法"治好我 20 年的抑郁症

我的身体一向较好，性格也乐观开朗，可是后来我患了抑郁症。

先是"文化大革命"当中爱人被"打倒"，我受牵连下放"劳动改造"。

十年当中吃的苦、受的冤一直压抑在心头。1976年8月我二哥在北京患癌症亡故，之后毛主席逝世，这些对我精神上刺激很大，因此吃不下饭，睡不着觉。当时，爱人下乡工作，加上我自己工作和家务都很忙，孩子小不懂事，所以无人知道我的心理变化。我终日沉默寡言，萎靡不振，面黄肌瘦，精神极度消沉。

"四人帮"被粉碎了，大家都很高兴，但我因病痛却高兴不起来，心里闷闷不乐。睡觉不好就吃一两粒安定，吃几剂中药。1977年夏天，我参加一位同志的追悼会后，先是中暑，接着就失眠、心悸，多思多虑，孤独寡言，旧病复发。后来我到杭州市一家医院做脑电图等检查，说没有什么病，省妇幼保健院检查也是这么说。可是一到冬天，病就会犯。一到深秋就失眠、食欲不振、胆子小、焦虑、悲观、精神不振，稍有紧张情绪就汗出如雨，夜里盗汗。后来又服多虑平等西药，治疗了好几年，但总不能根治。1991年我又改用针灸治疗，连续治了7个月，吃尽苦头病仍不好。后来台州第二人民医院（天台精神病院）诊断我为"情感性精神障碍"，服西药并结合中药调理（中医称我的病为郁证），病情虽逐年减轻，但我一年当中总有半年在病中，真是痛苦极了。

1995年夏天，朋友动员我学习真气运行法，把许多资料送来给我。我看过后，觉得真气运行法很好。我生病以来也曾学过好多种气功，但觉得大雁功、香功、禅密功等都是动功多，而真气运行法以静功为主、动功为辅，有科学道理，又以中医学为依据，很可能治好我的病。1995年9月下旬，我参加了台州市第五期学习班，在李少波老师的指导下打通了周天，从此就天天坚持练功。12月初我赶赴杭州参加李老亲授的提高班学习，回到家里练功非常认真积极，回来的当晚就起来做子时功，又早晚练功，一天练功三次，并结合练动功肠胃功、五禽导引、漫步周天等，的确收到了良好的效果。当年冬天，病不犯了，1996年病也未犯，身体好起来了，盗汗也没有出现。原来小便很急的，如早上出去锻炼约1小时就急于小便，练功后小便不急了，这说明我的肾功能好起来了。于是我信心更足，早晚练功的时间比原来更长，长进也很快。坐功一入静，嘴唇发麻，眼睛睁也睁不开，口液多又甜。每天坚持卯时练静功约 1 小时，再出去练三套动功约 25 分钟，晚上再练静功。我练功虽气感不强，但按时练功，雷打不动。功后自我感觉良好，吃得香，睡得熟，脸色红润，精力充沛，头脑清醒，行动敏捷，心情舒畅，笑口常开。经过两年的练功实践证明，真气运行法真好，治好我 20 年的抑郁症，老病号的帽子摘掉了，医药费开支很少。

我的体会是练功要动静功相结合，内外相结合。我是早上先练五行攒簇、上河车搬运、混元坐，晚上练下河车搬运、混元坐。早上静功结束后到外面去练太极拳（24 式、42 式）、太极剑（32 式、42 式）、盘龙剑，又做肠胃功、五禽导引、漫步周天三套动功。功夫不负有心人，终于生理起了变化，气冲病灶，达到了祛病强身的目的。

我是真气运行法的受益者，我要努力宣传推广真法，使其发扬光大，为人类造福。所以，台州市举办的几期学习班我都积极动员老同志、亲朋好友参加。《真气运行论》我买了十多本送给子女及亲戚朋友学习。

金锦林

病例 36 "真法"强身治病名不虚传

我原是一名商业工作者，已退休。1983 年春节我因多年的风湿性关节炎累及心脏，患上了风湿性心脏病（二狭、二闭、主闭）。1990 年前我身体还可以，1991 年后由于工作劳累，心脏病发作。从那时开始我的身体一年不如一年，心脏病越发越厉害。7 年来，我在余姚医院住院四次，到省级医院住院两次。心律由窦性变为房颤，身体状态每况愈下。1997 年 2 月初我再次病发，不但不能起床，连大小便也不能自理。在余姚医治一段时间后，于 3 月转杭州浙一医治，医生根据我的病情建议手术治疗，换置两只瓣膜。在我的要求下，医生同意暂不动手术，并给我做了电击复律。电击后心脏房颤没有了，但早搏频发，人终日卧在床上，不能动弹。浮肿、失眠，连讲话的力气也没有，更不用说走路了，疾病折磨得我痛苦万分，经常以泪洗面。

1997年5月底的一天，原余姚市卫生局局长向我介绍了真气运行法，并谈了自己练功5年以来身体的变化情况，让我感到绝处逢生。从那天开始我迫不及待地学练真气运行法，至今已有9个月。刚开始学练时，因为我体质差，每天三次、每次半小时也感到吃力。为了使自己早日摆脱病魔，我硬坚持着。1个月下来，奇迹出现了，我胃口明显好转，失眠消失，人也有精神了。我的信心更足了，坐功时间逐渐加长，心脏早搏逐渐减少，真气在体内运行旺盛，由丹田慢慢向夹脊、玉枕关冲去。在老师与功友们的热情关怀与鼓励下，两个月后的一天，我通了小周天。

去年10月份，我专程去杭州参加全国真法提高班及师资培训班学习。使我万分庆幸的是，真气运行法创始人李少波教授以他88岁高龄，千里迢迢专程来杭州传授功法。在学习班期间，我们为李教授那种对科学高度负责、传授功法一丝不苟的精神所感动。我虚心学习，刻苦练功，功效提高。到目前为止，身体出现了意想不到的奇迹，心脏早搏没有了！现在我脸色红润，精神焕发，同志们见到我都认为与去年比仿佛换了一个人。7年来，我因病痛没有做过家务事，现在我不但能烧菜做饭，还参加了老年大学的学习和一些社会活动。

过去我经常感冒，而且每次要打一周的青霉素才能压下去。几年来，由打针而引起的臀股硬块长期不散。自从学练真法后，我第一次安全地度过了一个冬季。今年春节，家里好多人感冒，我却安全度过。另一个奇迹是1993年以来我患有颈椎病，看书写字半小时就感觉头颈发硬，平时走路头晕，用骨质宁擦剂好几年也不管用，每天用周林频谱仪照，用牛骨进行刮痧治疗，但都只有短时间的效果。自从学练真法，颈椎一天天感觉好起来了，通小周天后，我的颈椎病全好了，一次也没犯过。

真气运行法确确实实是防病治病的科学法宝。我一定牢记李少波教授"永远坚持永进步"的话，像我这样患有严重心脏病的人，虽然目前仍服用药物预防心脏病发作，但与过去相比用药已减少了一大半。我坚信只要自己刻苦练功，持之以恒，总有一天能摆脱病魔。

王金娣

病例 37 "真法" 把我从 "阎王路" 上救回来

1992 年 9 月，我发现淋巴结肿大，12 月去医院一检查，诊断为恶性淋巴瘤（西医叫何杰金氏病），并已大面积转移。头颈、纵隔都有肿块，最大的已有鸭蛋那么大，小的不计其数，脾脏也肿大。2 月底医院决定用化疗，因为我原来体质差，白细胞低，第一次化疗后就昏迷了数小时。心脏跳得很快，血红蛋白降至 7 克，白细胞只有 3000，肝脏的谷丙转氨酶也升高，恶心呕吐，根本不想吃东西。回家后全身无力，躺在床上，米汤都是我丈夫喂的。我想，这种病缠身肯定要向 "阎罗王" 报到去了。我劝丈夫，我死后让他再找一个，1 岁的女儿托付给我阿姐照顾。我丈夫总是鼓励我勇敢点，坚持治疗，而且还请来名专家给我治疗，但效果不大。

1993 年 7 月，我嫂嫂给我一本《真气运行法》和一盘录音带，鼓励我练真法。我想，反正也没有其他办法，不如试试看。我一边看书一边听录音，特别是听到一位邮电局的干部得了癌症，学练真法以后，重新可以骑自行车上班。我的眼睛一下子亮了起来，下定决心学练。那时因为我晚上睡不着，于是我就练功，除了喝米汤和大小便的时间外，我整天躺着练功，一天练功近 20 个小时。五天后心窝部发热了，这时我第一个感觉是人好像有点力气了，想吃饭了，我就坐起来练功。告别了米汤，开始吃干饭，心脏也开始好起来，我就把吃了半年多的地奥心血康停了。

练功转入第二步，过了几天我不但能起床，还能拿起扫把扫地，邻居们都很奇怪，问我有什么仙方。我说：仙方就是真气运行法。这时我信心百倍，每天练功 10 多个小时。气到了命门，停了 1 天，冲到夹脊停了 7 天，再上到玉枕关又卡住了，头很胀。这时我想起周天歌中有一句"玉枕难过目视顶"，眼睛一向头顶内视，真灵，一股凉气直跳上来，冲开了玉枕关，向前面下来，我知道小周天已经通了，心里特别高兴。全家人都为我庆贺。我便更认真练功，身体一天比一天好起来。本来大热天我盖了毛毯没有知觉，周天一通，热量增加，练功时脚底好像踏在火盆上那样热，身上出现一块块、一条条像刮痧过一样的瘀痕，开始是紫色的，后来逐渐消失。身体好些了，有了做化疗的条件，于是一边练功一边做化疗。

1995年5月我到医院做了一次全面复查：肿块全部消失，白细胞上升到4500，血红蛋白13克，血小板13万，脾肿大多年，这次也恢复正常。于是我停掉化疗，但仍坚持每天练功3小时，雷打不动。

真法把我从阎王路上救回来，现在我脸色红润，身体健康，工作生活正常。我要永远感谢李老，永远坚持练功，并积极宣传真法，让更多的同志学练真法，身体强壮。

刘简芝

病例 38　习练"真法"　顽症不顽

我叫顾万雄，是杭州市运输公司退休工人。1985年退休，1986年颌部皮肤出现了白斑，继而在手臂、手背、头颈、面部相继出现了白斑。经多方求治，医生诊断为白癜风，属皮肤病的顽症。自从患病后，我每次从医院皮肤科回到家里就吃药，手上身上搽上药膏。吃饭、做事情又要把手上的药洗干净，又脏又麻烦。一天天、一年年这样治疗，但毫无效果，并且白斑不断扩大。得了这种病，不痛也不痒，但有碍观瞻；见了熟人都不好意思把手伸出来，心中十分痛苦。

1991年10月，李少波教授在杭州举办第三届真气运行法培训班，我去参加了。通过20天时间学练五步功法，我自觉身心舒畅，初步尝到了练功的甜头。于是我如饥似渴地坚持练功，一天三次雷打不动，药物全部停止。1992 年冬，我通了小周天，病情得到了控制。继而出现了手臂、手背、头颈、面部和身上的白斑由白转红，旧皮肤层层脱落，新皮肤长出来，病情好转。到 1994 年，病是真正好了，原来患病的皮肤同正常皮肤没有明显分别了。我的信心更足，这是真法的功力给我带来的活力，现在我已基本恢复皮肤的本色，身心恢复了健康。

我左脚多年来患湿气病，血脉不和，脚背、脚后跟一块一块白白的、痒痒的，手一抓就出血，以前每年搽药膏。自从练真法后，不痒也不搽药膏，湿气病也好了。我还患有腰痛病，经常做推拿，练真法后腰不痛了，推拿也停了。真气真是人身之宝，促使我身上的白斑转化，又治好湿气病和腰痛病。我练功之后基本上没有患什么病，练功也有进步，能体会到真气循着经络运行。我要继续这样练功不止，使自己身体更健康。

顾万雄口述　梅龙整理

病例 39　"真法"治愈腰椎骨狭窄症

我是中学外语教师，1957 年大学毕业后来临海工作。1958 年我参加大炼钢铁，劳累过度，风寒入骨，起初怕冷，腰酸背痛，后来脚痛，行走困难。于是天天去医院针灸、热敷、推拿，均无疗效。这样带病工作三十余年。1991 年上海瑞金医院诊断为腰椎骨狭窄症。当时专家讲：此病一动都不可动，要整天躺在硬板床上，必须马上动手术，但手术成功率只有 80%。鉴于此，我断然离沪回家。

1992 年 4 月经友人介绍，我由爱人陪同去天台国清气功疗养院学习李少波教授所创导的真气运行法。

学练真法两天后，心窝发热，小腹跳动，三天后感觉有气从两腿前外侧向下似流水状直通到脚部。与此同时，痛胀感自尾闾、腰部往上冲，使全身都在动，不久胀痛消失，真气通过，这使我十分高兴。一个丧失工作能力、连走路都有困难的人，竟能一口气连续行走1里多路。真气运行法真好，其疗效比打针吃药好。

回家后我不再去医院，开始每天练功两至三次，效果明显，似乎有一股热流向全身放散。1个月后我每天做三次，每次盘坐1小时，雷打不动。早晨5点开始，练功后活动1小时；中午11点开始，再活动1小时，午饭分两次吃；晚上5点开始，练后也活动1小时（晚饭也分两次吃）。每月十五、三十（阴历）夜里11点钟必坐两小时。因为我爱人与我同时学功，所以我俩采取对坐练功，阴阳互补，气感更加强烈。

我们认真练功，至今已坚持5年多，从不间断，因此疗效相当好。我们5年多来从不感冒生病。过去每年医药费到单位报销不是冠军，就是亚军，现在大不相同，有时一年不去报销一分药费。我的脸色从青黄变为红润，睡眠很香，胃口很好，夜里梦也少了，腿上感到温热舒适，精神饱满。我从1992年10月起正式退休，但每天生活很充实，除做功外，每天上午必到大街小巷走走，约1个半小时，回家后再看书报杂志。下午看书或看电视，晚上做功后稍放松一下，以休息为主。

总之，真气运行法真好，比打针吃药好。它治好了我的腰腿病，我原来在附近走一点路也要停歇一下，如果走1里路，至少停十次。现在我走路不觉得吃力，有时连续行走20里左右，只需稍稍休息仍能原路返回。

孟祖德

病例40　求医无门　"真法"显灵

我是安徽宿县行署原发展研究中心的退休干部。1965年春开始患三叉神经痛，相当痛苦。每当发作时痛如针刺刀割，脸上不能碰。脸不能洗，牙不能刷，觉不能睡，饭不能吃，肚子饿得要命，但端起饭碗来，碗不能沾嘴，只有望饭流泪。当时无成功治愈三叉神经痛的经验，我从省内到省外，自上海到北京，各中、西医院都跑遍了，但均无效。有位神经科主任医师最后的结论是：治不好，死不了，只有活受罪！

经朋友介绍，1982年4月16日我到北京天坛医院进行射频治疗。这一方法的治疗原理是在颅底三叉神经出口处，通过电针加热把痛觉神经杀死，使病人不再感到疼痛。据说60摄氏度能灼死痛觉神经，70摄氏度能灼死感觉神经，达到80℃，运动神经即失去作用，就会形成面瘫。同日进行治疗的共7人，其中以我的病史最长，计17年，其余6人中只有一人超过10年。治疗后第三天去复查，其他人都笑逐颜开，告诉医生说不痛了，只有我愁眉苦脸，痛苦没有解除。于是再一次进行治疗，可能是矫枉过正，"火候"超过一点，至复查时不再感到疼痛，但右侧面部的感觉神经也被损伤了，面部基本上失去知觉。眼、耳、鼻孔和咀嚼功能大受影响，眼流泪，鼻流涕，甚至面部被划破都全然不知。我就这样在一侧面部各种生理功能严重障碍的情况下，又痛苦地度过了15年。

1996年12月，我参加了宿县地区真气运行法学习班，1997年5月下旬，又参加了提高班。学习结束我就在家练功。每日练功两至三次，每次约1小时，练至80天左右至8月20日，曾三次出现三叉神经区旧病复发之势。这时每当坐功，右额及太阳穴处能感觉有蚁爬感，接着头部及面部频繁出现跳动性的疼痛。至9月10日前后，疼痛越来越剧烈。过去疼痛是阵发性，尚有间歇，此次是持续不断地痛，弄得我心中有些恐慌，是不是高血压病又严重了？随即去医院进行多方面的检查，经测量血压、做心电图、检验血液（包括血液流变测验），各项指标均属正常范围。看到这样的结果我心里很高兴，肯定是真气攻病灶，在为我治病。基于这种认识，我决定坚持和加强练功来解决问题。没吃别的什么药，只买了一瓶去痛片，当痛得难忍时，就服一粒缓解。练功不仅没有间断，还有所加强。这样又坚持练功二十余天，至

10月12日，是个星期天，儿孙来家团聚，问我的病情时，这才想起来已有两天没吃去痛片了，再碰一下脸，已有些知觉，至吃饭时用右侧牙齿也能咀嚼食物了。尽管病侧的各个器官功能尚不如左侧那样敏感灵便，但基本功能都已恢复，且一天天地好转。真法终于使我解除了三十余年的病痛，使我从疼痛和麻木状态中解脱出来，能够轻松愉快地安享晚年。真是喜出望外！碰到老同志我便讲这一喜讯。老同志有的打电话，有的登门来祝贺、问候，赞誉奇迹！奇迹！

年终辅导站集中交流情况，要我谈心得体会。我除介绍练功治病过程外，谈了几点体会：①学功要有诚心，心诚才能专一；②练功要有恒心，定时定量持之以恒，才能收到意想不到的效果；③治病要有信心，练好"真法"一定能强身健体，祛病延年；④等待要有耐心，由于人的生理状况、健康情况不同，以及练功投入的多少，方法是否得当等，收效不可能一样。只要耐心等待，坚持练功，理想的结果定会到来；⑤不能掉以轻心，有病的同志病好了也不能掉以轻心，如不能坚持练功，巩固成绩，旧病仍有可能复发；⑥生活要倍加小心，学真法的人大多年老体弱，各种生理机能均已衰退，如不注意诱发疾病的各种因素，很可能治愈了旧病，又患上了新病。

王从本

附录2　真气运行临床实践 50 年大事记

1962 年 4 月，李少波教授介绍真气运行三个阶段的署名文章《意守丹田及其他》在《甘肃日报》发表，真气运行法正式问世。同年，甘肃省中医院设立真气运行治疗室，真气运行法开始应用于临床。

1975 年，中华中医药学会甘肃分会真气运行研究会在甘肃省中医院成立，研究会常年开展研究和培训，发展学术联络员 4000 余名。

1978 年，真气运行科研课题由甘肃省卫生厅立项，进行了长达近 5 年的临床科学研究，1983 年获临床科学验证二等奖。

1979 年，《真气运行法》一书由甘肃人民出版社出版发行，1981 年获全国新长征优秀科普作品三等奖，甘肃省同名一等奖。多位专家、学者，如吕炳奎、高士其、区德士、柯与参等对真气运行法给予了很高的评价。

1981 年，甘肃中医学院成立真气运行研究所，开展真气运行研究。

1983 年，《增订真气运行法》一书由甘肃人民出版社出版发行，《真气运行法》大字本同时发行，远销朝鲜和香港等地。香港《大公报》和澳门《澳门日报》专题报道了真气运行法。

1981 年以后，真气运行法先后在陕西、宁夏、河北、河南、黑龙江、江西、山西、福建等地得以推广。宁夏、江西的医疗科研机构还进行了真气运行运用于癌症和各种慢性疾病的临床科研。

1987 年以后，真气运行法在广东得到推广，连续在广州解放军军事体育学院和中山大学办培训班，吸引了新加坡的多人参加培训。《深圳特区报》专题报道了真气运行法。

1989年，《李少波真气运行法》一书由甘肃科技出版社出版发行，获全国优秀图书奖和中共甘肃省委、甘肃省人民政府优秀图书奖。

1990年，真气运行研究会第一期真气运行学术研讨会在甘肃省中医院举行，国内各省市百余人参加。

同年，大型电视教学录像片《真气运行法》由甘肃音像出版社出版发行，获国家广播电影电视部著作演示"双向"荣誉奖。

1991年，新加坡真气运行法学会成立。之后，李少波教授连续5次亲赴新加坡进行教学，2002年在新加坡举办了真气运行师资培训班。

1992年7月，经甘肃省科委（今省科技厅）批准，兰州李少波真气运行研究所成立，常年开展真气运行研究和培训、咨询。

1994年5月，经国家中医药管理局批准，中国民间中医医药研究开发协会真气运行研究专业委员会在杭州成立。之后，全国20多个省市相继建立了真气运行研究或推广机构。

1991年始，连续9年在杭州开展真气运行普及推广、专病专治研究和相关的学术活动。中共浙江省委、省政府、省政协主要领导亲自实践，并大力提倡在全省推广真气运行法，浙江全省大多数地市成立了真气运行研究会或协会。

1995年，中国民医协会真气运行专业委员会首期真气运行师资培训班在杭州举办，国内外近百人参加培训。

同年，《真气运行论》一书由甘肃文化出版社出版发行。

1996年，第二期真气运行师资培训班在兰州举办。

1998年，第二期真气运行学术研讨会暨第三期真气运行师资培训班在杭州举办。

1999年4月，李少波教授90华诞庆典暨真气运行事业发展研讨会在兰州举行。

同年，《真气运行学》一书脱稿，2000 年在新加坡出版发行，2001 年在国内由中国戏剧出版社出版发行。

1996 年和 2001 年，真气运行法先后传入印度尼西亚和马来西亚，李少波教授数次亲赴两国进行教学。

2003 年，真气运行官方网站建立。

2004 年 7 月，真气运行研究所举办师资培训班。之后，每月定期在兰州举办真气运行养生实践培训班，以及动功班和提高班。

2005 年 2 月，马来西亚真气运行学会成立。学会常年在吉隆坡直辖区开展培训，并先后在雪兰莪、霹雳、森美兰、槟城、沙巴等州及泰国、文莱举办培训班。马来西亚《星洲日报》《南洋商报》《中国报》《光华日报》等华文媒体不断介绍真气运行及创始人李少波教授。之后，印度尼西亚真气运行基金会成立，定期在雅加达举办培训班，同时在泗水、三宝垄、万隆、巴厘和澳大利亚墨尔本等地开展培训。印度尼西亚《国际日报》《千岛日报》等华文报多次报道真气运行及其防病治病效果。

2006 年后，加拿大、德国、澳大利亚、泰国、文莱和台湾等地相继酝酿成立真气运行学会，并建立了筹委会。

2008 年 9 月，李少波教授 100 华诞庆典暨中医真气运行学术国际研讨会在兰州举行。中共甘肃省委常委、纪委书记蒋文兰等领导和国内外嘉宾近 200 人参加。在此前后，卫生部副部长、国家中医药管理局局长王国强和甘肃省副省长郝远专程看望李少波教授，一同交流中医发展问题，充分肯定了真气运行法。之后，真气运行事业由李少波教授之女李天晓正式担纲。

2008 年前后，国内多家媒体如《光明日报》《中国中医药报》《现代养生》《甘肃日报》《兰州晚报》《西部商报》、甘肃电视台等从不同侧面报道了李少波教授及真气运行法。

2009 年初，真气运行研究专业委员会从杭州迁至兰州，随即进行了专委会换届并召开了工作会议。

2009 年 6 月，央视《夕阳红》专题节目报道了李少波教授。

2009年10月，真气运行师资培训班暨教学心得交流会在杭州举行。同年，真气运行被国家中医药管理局继续教育委员会审定为国家中医药继续教育项目，对执业医师和从业人员进行培训，规定12学分。2011年4月在兰州进行了首期培训。

2009年及之后，经兰州真研所同意，杭州、苏州、北京、郑州等地相继建立了真气运行培训推广中心，常年开展真气运行培训。

2010年，《李少波真气运行法》由中国中医药出版社出版发行。同年，真气运行作用于肠胃病、高血压等科研课题由甘肃省卫生厅立项，甘肃中医学院附属医院成立真气运行研究室，开展临床科研。同时，真气运行被兰州市作为非物质文化遗产予以保护，并继续申报省级和国家级非物质文化遗产项目。

2011年4月，真气运行作用于硅肺病专题培训在兰州举办，取得了显著效果。同时，在甘肃省卫生厅机关开展真气运行讲座和培训。

2011年5月，历时两年修建的崆峒山真气运行研究院竣工。

2011年8月，真气运行研究院落成典礼暨中医真气运行推广教学经验交流会在甘肃省平凉市举行。